Katharina Schön

DEIN WORKBOOK GEGEN KOPFCHAOS

Katharina Schön

Dein Workbook gegen Kopfchaos

Strategien und Methoden
für neurodivergente Menschen

KÖSEL

3. Auflage 2026

in der Penguin Random House Verlagsgruppe GmbH,
Neumarkter Straße 28, D-81673 München
produktsicherheit@penguinrandomhouse.de

Umschlag: FAVORITBUERO, München
Umschlagfoto und Logo (Mitte oben): Privatarchiv der Autorin
Umschlagillustration – Rahmen: Stefy90 / Shutterstock.com
Redaktion: Jennifer Wagner
Satz: Nadine Clemens, München
Innenteilmotive: Adobe Stock: S.29 (Firat), S. 86 (Vicivektor), S. 120-S. 122 (oleg7799), S. 125 o. li. (This-isArt), S. 125 o. re. (anatolir), S. 125 u. li. (Francois Poirier), S. 125 u. re. (opin47), S. 134 (abrastack), S. 153 (shuttersport), S. 154 (MilletStudio), S. 156 li. (zelimirzarkovic), S. 156 re. (munir), S. 157 (YULIIA), S. 159 (2 x Sonulkaster); Nadine Clemens nach Vorlagen von Katharina Schön: S. 17, S. 42, S. 81.
Druck: Alföldi Nyomda Zrt., Debrecen
Printed in Hungary
ISBN 978-3-466-34819-0

www.koesel.de

Dieses Workbook ist für neurodivergente Menschen geschrieben, speziell für hochsensible und ADHS-neurodivergente Menschen. Da Menschen mit einer Depression ähnliche Herausforderungen mit den Exekutivfunktionen haben wie Menschen mit ADHS-Gehirn, kann dieses Buch auch für sie sehr hilfreich sein.

Haftungsausschluss und medizinische Aktualität

Dieses Buch ist als Informationsquelle und Ratgeber für Menschen mit Aufmerksamkeitsdefizit-Hyper- und Hypoaktivitätsstörung sowie Hochsensibilität konzipiert. Die Informationen in diesem Buch basieren auf den Kenntnissen und Erfahrungen der Autorin sowie auf wissenschaftlichen Erkenntnissen und Forschungen, die zum Zeitpunkt der Veröffentlichung als aktuell und zuverlässig gelten. Dieses Buch soll keine medizinische Beratung oder Behandlung ersetzen. Die in diesem Buch bereitgestellten Informationen und Ratschläge sollten nicht als Ersatz für die Beratung, Diagnose oder Behandlung durch qualifiziertes medizinisches Fachpersonal angesehen werden. Wenn du einen starken Leidensdruck aufgrund von ADHS-typischen Symptomatiken verspürst, empfehle ich dir, dich an entsprechende Spezialist:innen zu wenden, um eine Diagnose zu bestätigen oder auszuschließen und die korrekte Diagnose zu erhalten.

Die Autorin und der Verlag übernehmen keine Haftung für Schäden oder Verluste, die direkt oder indirekt aus der Verwendung der in diesem Buch enthaltenen Informationen entstehen. Durch das Lesen dieses Buches erkennst du an, die alleinige Verantwortung für deine Handlungen und Entscheidungen im Zusammenhang mit den in diesem Buch bereitgestellten Informationen zu tragen. Dieses Buch vermittelt auch eine Vielzahl psychologischer Hintergrundinformationen zu Diagnosen psychischer Erkrankungen. Es stellt lediglich eine Orientierungshilfe dar und kann weder den Besuch bei Ärzt:innen, Psychiater:innen, Psycholog:innen oder psychologischen Psychotherapeut:innen vor Ort ersetzen. Wenn du den Eindruck hast, professionelle therapeutische Hilfe zu benötigen, solltest du dich zuerst an deine:n Hausärzt:in wenden.

Die in diesem Buch vorgestellten Übungen sind für Menschen geeignet, die ihren Erfahrungshorizont selbstverantwortlich erweitern wollen. Leser:innen mögen selbst überprüfen, welche praktischen Übungen und Anwendungen in ihren jeweils spezifischen Lebenssituationen anwendbar sind. Eine Haftung für die aufgeführten Internetseiten wird seitens der Autorin und des Verlages ebenfalls ausgeschlossen.

Aus Gründen der leichteren Lesbarkeit konnte eine gendergerechte Schreibweise nicht durchgängig eingehalten werden. Bei der Verwendung entsprechender geschlechtsspezifischer Begriffe sind im Sinne der Gleichbehandlung jedoch ausdrücklich alle Geschlechter angesprochen.

INHALT

EINLEITUNG

2018, nach einem Jahr in meinem Job als Human-Resources-Managerin in einer Marketingagentur, fiel es mir immer schwerer, den Anforderungen meiner administrativen Aufgaben gerecht zu werden. Mir ging es körperlich und mental immer schlechter. Ich habe alles in meiner Macht Stehende versucht, keine wichtigen Termine oder Aufgaben zu vergessen, aber es gelang mir nicht mehr. Unter der Woche stand ich unter Strom und war mindestens neun Stunden täglich im Büro. Am Wochenende lag ich platt auf der Couch, unfähig irgendetwas zu machen. Auch meine emotionalen Ausbrüche, von denen ich dachte, sie seien so etwas wie Panikattacken, traten immer häufiger auf. Diese unkontrollierten Weinattacken mit Hyperventilieren hatte ich schon mein Leben lang, aber ich dachte: »Ich bin eben sensibel.« 2019 zwang mich ein Magengeschwür in die Knie. In dieser Zwangspause lag ich täglich eingekuschelt auf meiner Couch und las Bücher über Depressionen und Angststörungen.

Irgendwann stieß ich auf das Thema ADHS bei Frauen und das Konzept der Hochsensibilität. Ich befasste mich intensiv mit diesen Themen, was mich irgendwann zum Neurodiversitätsparadigma brachte. Das fesselte meine Aufmerksamkeit, denn ich fragte mich, was eigentlich »normal« ist und wer die Grenze zu Krankheit oder Störung zieht. Immerhin hatte ich 30 Jahre meines Lebens gedacht, ich sei »normal«, nur eben ein bisschen seltsam und anders als andere Menschen.

Mein erster Ansporn war, zu begreifen, wo sich diverse Neurodivergenzen überschneiden und was uns eigentlich so anders macht. Mit »uns« meine ich dich, mich und alle anderen, deren Gehirne nicht so funktionieren wie bei der überwiegenden Bevölkerung. Außerdem identifizierte ich das Aufschieben alltäglicher Erledigungen und anderer Aufgaben als einen der größten Stressoren in meinem Leben. Schon in meinem Studium der Wirtschaftspsychologie kam ich mit Methoden in Berührung, mit denen man sich besser strukturieren sollte. Während meines Fernstudiums organisierte ich mich immer auf meine eigene Art und Weise. Es gab keine anderen Menschen, die meine natürliche Art, zu denken und Dinge zu erledigen, als ungewöhnlich oder sogar falsch kommentierten. Das änderte sich aber nach dem Studium in meinem Job. Als Quereinsteigerin im Personalmanagement fiel es mir nicht nur am Anfang schwer, Aufgaben einfach abzuarbeiten. Es gab Zeiten, in denen ich keinen klaren Gedanken fassen konnte. Ich war von jedem kleinen Reiz abgelenkt: der Kollege, der plötzlich in meinem Büro stand, das klingelnde Telefon, sehr dringende E-Mail-Anfragen oder auch die Gespräche und Telefonate, die die anderen Teammitglieder im Büro führten. Ich dachte, das gehe jedem Menschen so und ich müsse mich einfach mehr anstrengen. Die anderen schafften es schließlich auch, sich zu konzentrieren und ihre Arbeit zu erledigen. Also mussten meine Probleme an mir und meiner Unfähigkeit liegen.

Damals wusste ich noch nicht, dass ich neurodivergent bin. Heute weiß ich, dass diese Andersartigkeit sogar Namen hat: Ich habe sowohl ADHS als auch Autismus. Mit diesem spezifischen Nervensystem bin ich herausgefordert, alternative Wege im Umgang mit Reizen und Stress zu finden sowie effektiv zu arbeiten. Denn erst als ich 2020 meinen Bürojob kündigte und akzeptierte, dass mein Gehirn anders tickt, änderte sich mein Leben. Ich konnte in den letzten Jahren meine Stärken finden und mein Potenzial ausschöpfen. Darüber hinaus geht es mir seitdem körperlich und mental bedeutend besser, weil ich jetzt meine neurodivergenten Bedürfnisse kenne und mich nicht mehr schäme, sie zu erfüllen. Meine Erkenntnisse möchte ich mit dir teilen.

Wie du mit diesem Workbook arbeitest

Bevor du dich auf eine Reflexionsreise zu deiner Neurodivergenz begibst, möchte ich dir noch erklären, wie das Workbook aufgebaut ist und wie du am besten damit arbeitest. Es bietet einen ganzheitlichen Ansatz für ein tieferes Verständnis und die Bewältigung von Herausforderungen im Zusammenhang mit ADHS und Hochsensibilität. Du lernst nicht nur die individuellen Aspekte dieser Themen kennen, sondern bekommst auch wirkungsvolle psychologische Methoden an die Hand, um praktische Strategien zur Selbstregulation und Selbstentfaltung zu entwickeln. Darüber hinaus wirst du feststellen, dass sich manche Merkmale und Herausforderungen überschneiden. Aus diesem Grund gibt es zahlreiche Verweise auf die entsprechenden psychologischen Lösungsmethoden. Diese Verbindungen ermöglichen dir neue Einsichten und erleichtern es dir, maßgeschneiderte Ansätze für deine individuellen Bedürfnisse zu entwickeln.

Dieses Workbook ist nicht nur eine Quelle praktischer Werkzeuge, sondern auch eine Reise der Selbstentdeckung und des persönlichen Wachstums. Besorg dir ein besonders schönes Notizbuch, um dein neurodivergentes Spektrum langfristig zu dokumentieren, zu reflektieren und um die psychologischen Methoden zu trainieren. Ich wünsche dir viel Spaß dabei!

NEURODIVERGENZ – WAS IST DAS?

Eine Neurodivergenz ist wie ein Betriebsprogramm für das menschliche Gehirn, das von der gesellschaftlichen Erwartung abweicht, wie Menschen funktionieren sollten. Es beeinflusst das Denken, Fühlen, Lernen und Verhalten sowie die Kommunikation und Wahrnehmung. Angeborene Neurodivergenzen sind zum Beispiel ADHS, Autismus oder Legasthenie. Erworbene Neurodivergenzen sind psychische Erkrankungen, Resultate von Unfällen, die die Kognition beeinflussen, sowie Persönlichkeitsstörungen durch Traumata. Angeborene Neurodivergenzen bleiben oft unerkannt und werden erst bei großen Herausforderungen im Leben medizinisch und psychiatrisch diagnostiziert. Ihre Bezeichnung trägt im pathologischen Sinne daher auch meist die Begrifflichkeit »Störung« im Namen – wie zum Beispiel bei ADHS, der Aufmerksamkeitsdefizit-Hyperaktivitätsstörung. Der Begriff Neurodivergenz ist neutral. Er beschreibt, dass die Neurologie einfach nur »anders« ist, also divergent.

Die australische Soziologin Judy Singer prägte den Begriff »Neurodiversität«. Sie schlug Ende der 1990er Jahre vor, dass neurologisch anders funktionierende Menschen eine Bürgerrechtsbewegung bräuchten. Sie beschrieb damit erstmals den Bedarf nach sozialer Gerechtigkeit für Menschen, die sich in ihrem Denken, ihrem Verhalten, ihrer Wahrnehmung und ihrer Lernfähigkeit von der Masse unterscheiden.

Zwischen Störung, Krankheit und »Normalität« gibt es keine trennscharfe Linie. Daher gewinnt die Aufklärung über Neurodiversität immer mehr an Bedeutung. Mit großer Wahrscheinlichkeit gibt es mehr neurodivergente Menschen als bisher angenommen. Ob sich eine Neurodivergenz zu einer gesundheitlichen Belastung entwickelt, hängt von vielen Faktoren ab. Eine sichere kindliche Bindung sowie große finanzielle Möglichkeiten spielen eine große Rolle bei der Frage, ob sich eine Neurodivergenz mit Krankheitswert zeigt. Neurodivergente Menschen, die finanziell frei sind, können ihre außergewöhnlichen Stärken meist nutzen. Daher finden sich viele neurodivergente Menschen – vor allem mit ADHS – im Unternehmertum, im Sport, dem Musikbusiness oder auch in der Schauspielerei. Berühmte Beispiele sind Capital Bra (Rapper), Emma Watson (Schauspielerin), Greta Gerwig (Regisseurin), Michael Phelps (Schwimmer), Richard Branson (Unternehmer), Simone Biles (Turnerin), Taylor Swift (Sängerin) oder Will Smith (Schauspieler).

Du siehst also, dass es ziemlich cool sein kann, neurodivergent zu sein, wenn man die Chance hat, seine Stärken einzusetzen. Um dahin zu kommen, muss man sich mit der eigenen Neurodivergenz auseinandersetzen – egal ob von ärztlicher Seite bestätigt oder nach monatelanger Selbstevaluierung für sich selbst akzeptiert. In diesem Prozess möchte ich dich unterstützen. Wenn du weißt, wie dein neurodivergentes Nervensystem funktioniert, welche Bedürfnisse dein Körper hat und welche neurodivergent-gehirn-gerechten Strategien und Methoden du anwenden musst, dann kannst auch du dir bald mehr Lebensqualität schaffen und dein Potenzial entfalten.

Neurodivergenz ist eng mit der eigenen Persönlichkeit verbunden, denn unser kognitives Betriebssystem dringt durch jede Faser unseres Seins. Somit bedingt es auch in hohem Maße den Charakter. Das ist zum Beispiel ein Grund, warum viele neurodivergente Menschen eine Persönlichkeitsstörung diagnostiziert bekommen: Ihr Verhalten scheint für die meisten Menschen in manchen Belangen »zu viel«, weshalb Diagnosen wie bipolare Störung, emotional-instabile (ehemals Borderline) oder histrionische Persönlichkeitsstörung keine Seltenheit sind. Nur mit viel Glück entdecken Betroffene schließlich den Ursprung ihres Leidens. Im Fall der genannten Persönlichkeitsstörungen sind es oft ADHS und/oder Autismus.

Bist du extrovertiert oder introvertiert? Das heißt: Bist du gern unter Leuten und unterhältst dich, um wieder Energie aufzuladen? Oder benötigst du eher Zeit allein, um zu Kräften zu kommen? Bist du vielleicht ambivertiert und die Vorliebe für Menschenkontakt wechselt phasenweise? Jeder Mensch hat eine Tendenz für das eine oder andere. Wenn du zum Beispiel hyper-ADHS-neurodivergent bist, wirst du eher Reize suchen, damit es dir gut geht und du entspannen kannst. Wenn du eher hochsensibel oder autistisch bist, dann kannst du deine Batterien durch eine reizarme Umgebung oder die Natur und eine ruhige Beschäftigung wieder aufladen. Wenn du die ADHS-Autismus-Kombi hast, erlebst du Lebensphasen, in denen du eher das eine oder das andere präferierst – je nachdem, was dein Gehirn gerade benötigt.

Aber schauen wir uns doch mal das neurodiverse Spektrum an. Moment! NeuroDIVERS? Warum nicht neuroDIVERGENT? Divergent heißt andersartig, divers vielfältig. Da wir hier die gesamte Menschheit unter die Lupe nehmen, schauen wir uns die Neurodiversität an.

Das neurodiverse Spektrum

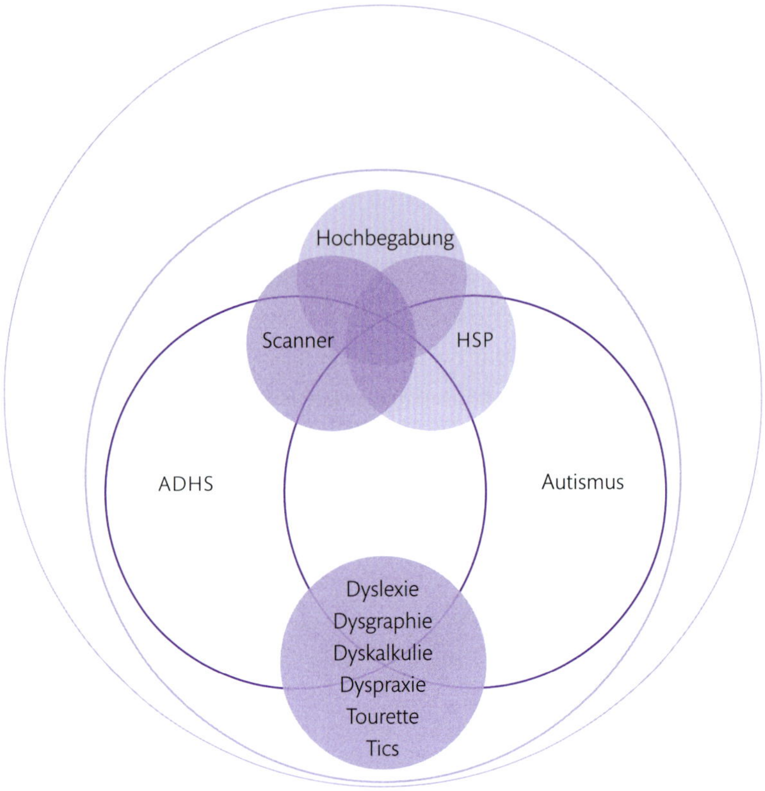

Diese Visualisierung soll die Komplexität von Neurodiversität fassbar machen: Der große Kreis umfasst alle Menschen: neuronormative und neurodivergente. Im äußersten Bereich befinden sich neuronormative Menschen. Innerhalb des großen Kreises befindet sich ein kleinerer Kreis, der die vielfältigen Neurodivergenzen darstellt. Neurodivergente Menschen befinden sich also mitten in der neuronormativen Gesellschaft. Sie stellen außerdem eine »Neuro-Minderheit« dar.

Im Zentrum des neurodivergenten Spektrums stehen ADHS und Autismus. Mit diesen beiden Neurodivergenzen gehen oft zusätzliche Begleiterscheinungen, auch genannt Komorbiditäten, einher, wie

- Lese-Rechtschreib-Schwäche (Dyslexie und Dysgraphie),
- Zahlen- und Rechenschwäche (Dyskalkulie),
- eine Schwäche der Grob- und Feinmotorik (Dyspraxie) oder
- unwillkürliche Bewegungen und Lautäußerungen (Tourette und Tics).

Vor ein paar Jahrzehnten wurden Begriffe geprägt, um typische Verhaltensweisen zu beschreiben, die damals ADHS oder Autismus noch nicht eindeutig zugeordnet werden konnten. Sie waren darauf ausgerichtet, den Fokus auf die Stärken Betroffener zu lenken. Mit den Begriffen »Scanner-Persönlichkeit« und »Hochsensibilität« wurde der Fokus von den Herausforderungen auf die positiven Merkmale und Talente Betroffener gelegt.

In den 1990er Jahren prägte Barbara Sher den Begriff der »Scanner-Persönlichkeit«. Bei ihr selbst wurde die hypoaktive Form von ADHS diagnostiziert, ehemals als ADS bekannt. Sie war Autorin, Karriereberaterin und Coach. Sie spezialisierte sich auf die Herausforderungen ihrer Zielgruppe und konzentrierte sich eher auf Menschen, die »aus gutem Hause kamen« und vermutlich keine größere Existenzangst hatten, wenn sie auf Barrieren in ihrer Karriere stießen. Aufgrund der finanziellen Stabilität ihrer Klientel konnte diese sich Auszeiten nehmen, sich weiterbilden oder Interessen nachgehen, ohne sich um finanzielle Engpässe sorgen zu müssen, und trotzdem ihren Lebensstil fortsetzen. Mit einigen bedarfsgerechten Anpassungen und dem Bewusstsein, nicht defizitär zu sein, konnten sie ihre Stärken entwickeln und einen passenden Beruf finden.

Auch der Begriff der Hochsensibilität wurde Ende der 1990er Jahre geprägt, und zwar von der Psychologin Dr. Elaine Aron. Obwohl sie sich als introvertiert identifizierte, erkannte sie, dass sie zusätzliche Merkmale besaß, die stärker ausgeprägt waren als in den gängigen Beschreibungen von

Introversion. Besonders den Bereich der Sensibilität gegenüber Reizwahrnehmungen identifizierte sie als spannenden Forschungsgegenstand.

Leider besteht bei den Begriffen »Hochsensibilität« und »Scanner-Persönlichkeit« auf mehreren Ebenen eine Problematik. Einerseits fördern wir durch ihren Gebrauch eine Form von Behindertenfeindlichkeit. Indem solche Euphemismen benutzt werden, wird suggeriert, dass auf den darunterliegenden Neurodivergenzen, die mit gewissen Herausforderungen verbunden sind, etwas Schändliches liegt. Eine Neurodivergenz ist jedoch lediglich eine andere »Verdrahtung« im Gehirn, die es wert ist, angenommen und nicht als etwas Negatives dargestellt zu werden. Außerdem führt diese Verschleierung dazu, dass wir uns von wissenschaftlichen und medizinischen Grundlagen entfernen, die es erschweren, die Herausforderungen und Stärken empirisch zu untersuchen. Darüber hinaus kann sie zu Verwirrung führen und dazu beitragen, dass Menschen sich nicht die Hilfe und Unterstützung suchen, die sie benötigen. Wir verfehlen die Chance, die Gesellschaft über ADHS und Autismus aufzuklären und sie dafür zu sensibilisieren, wenn wir sie mit anderen Bezeichnungen verschleiern. Indem wir die korrekten Begriffe benutzen, fördern wir die Normalisierung und Akzeptanz neurologischer Unterschiede, was zu einer inklusiveren und unterstützenden Umgebung für alle Menschen führen kann.

Die Forschung zum Merkmal der sensorischen Verarbeitungssensitivität (Hochsensibilität) steckt auch nach mehr als 25 Jahren immer noch in den Kinderschuhen. Zukünftige Studien werden dazu beitragen, sie besser zu verstehen und auch die Überschneidungen und Unterschiede zu ADHS und Autismus zu ergründen. Ob Hochsensibilität nur ein Merkmal bestimmter Ausprägungen der beiden Neurodivergenzen ist oder als alleinstehende Neurovariante gesehen werden kann, wird sich zeigen.

Im Kontext von Autismus besteht häufig eine fehlerhafte Auffassung des Begriffs »Spektrum«. Bei der Verwendung dieses Ausdrucks denken viele Menschen an eine regenbogenfarbene Linie, vergleichbar mit dem Lichtspektrum.

Die hartnäckige Vorstellung, dass »jeder Mensch ein bisschen autistisch ist«, erfordert daher Aufklärung. Das Autismus-Spektrum erstreckt sich nicht linear von »ein wenig autistisch« bis »sehr autistisch«. Entweder ist eine Person autistisch oder nicht – vergleichbar mit den Spezies Katze und Hund: Beide Spezies sind Säugetiere und haben viele Gemeinsamkeiten. Ein Hund ist aber nicht »ein bisschen Katze«, weil er auf vier Pfoten läuft und Fell besitzt. Bei der Neurodivergenz Autismus befinden sich die Merkmale auf einem kreisförmigen Spektrum. Die Fähigkeiten eines autistischen Menschen sind dabei so ausgeprägt, dass das Profil »stachelig« ist. Das bedeutet, dass die autistische Person in manchen Bereichen überdurchschnittliche Fähigkeiten besitzt, in anderen, wie zum Beispiel dem Alltag, jedoch ohne Unterstützung große Probleme hat. Es kann auch vorkommen, dass unerkannt autistische Menschen viele Jahre ihres Lebens ihre Herausforderungen kompensieren können. Das gelingt meist nur so lange, bis es zu einer Vielzahl körperlicher und psychischer Erkrankungen (Diabetes, Bluthochdruck, Fibromyalgie, Angststörungen, Depression u. v. m.) oder sogar zu einem kompletten Zusammenbruch kommt.

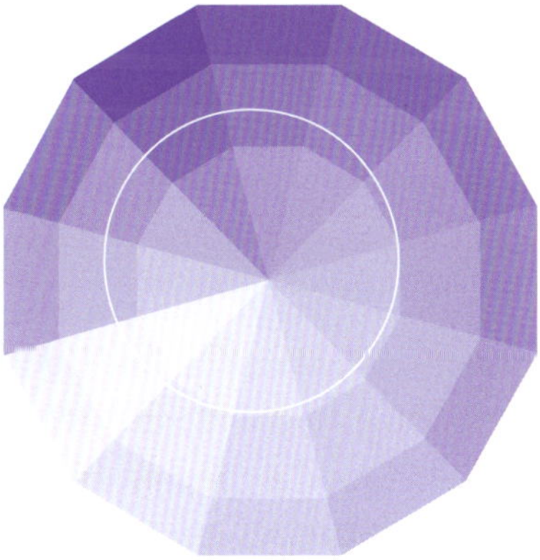

neuronormativ

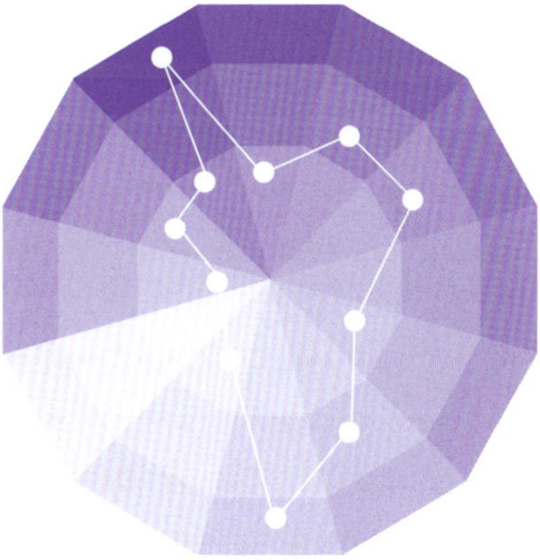

autistisch

Das vorherige Schaubild stellt den Unterschied zwischen neuronormativen und autistischen Menschen dar. Bei neuronormativen Menschen »läuft es rund«. Jeder Mensch hat Stärken und Schwächen, daher kann der Kreis bei neuronormativen Menschen auch in eine Richtung tendieren. Grundsätzlich gibt es jedoch erhebliche Unterschiede, die Autismus zur Behinderung machen. Besonders bei weiblich sozialisierten und weiblich gelesenen Menschen bleibt Autismus oft bis ins Erwachsenenalter unerkannt. Da er sich bei Mädchen und Frauen anders zeigt und viele ihre autistischen Verhaltensweisen schon ab einem jungen Alter zu verstecken lernen, kann es sein, dass sie erst mit 30, 40 oder 50 Jahren erkennen, dass sie autistisch sind. Sie denken oft, dass sie »feinfühlig« sind, oder identifizieren sich als hochsensibel.

Auch im Kontext von ADHS besteht die Möglichkeit, den Irrtum zu begehen, dass das Spektrum von »ein wenig ADHS« bis zu »starker ADHS« reicht. Ein weiterer möglicher Fehlschluss könnte darin bestehen, anzunehmen, dass die drei Hauptausprägungen auf einer geraden Linie festgelegt sind: Die hyperaktive Ausprägung definiert ein Ende, die hypoaktive das andere und die Kombiform befindet sich in der Mitte. Tatsächlich ist das nicht der Fall. Auch die vielen Facetten der Neurodivergenz ADHS werden am besten durch ein kreisförmiges Spektrum dargestellt.

Es mag sein, dass sich gelegentlich auch neuronormative Individuen mit den Herausforderungen identifizieren können, denen ADHS-Neurodivergente täglich gegenüberstehen. Laien könnten stressbedingte Verhaltensweisen im Alltag fälschlicherweise für ADHS-typische Merkmale halten, was leider weiterhin zum Klischee »jeder hat ein bisschen ADHS« führt. Das spiegelt jedoch nicht die tatsächliche Lebensrealität wider, denn Menschen mit der angeborenen Neurodivergenz ADHS erleben im Alltag aufgrund ihrer Gehirnfunktion und ihres Nervensystems deutlich mehr Stress als neuronormative Menschen. Das bedeutet nicht, dass es mit einem ADHS-Gehirn unmöglich ist, seine Verhaltensmuster zu ändern oder Symptome zu verbessern. Es bedeutet, dass der Aufwand größer sein kann und dass ADHS-Neurodivergente an manchen Dingen mehr arbeiten müssen als neuronormative Menschen. Mit den richtigen Strategien und Methoden ist das möglich.

Die wichtigsten Begrifflichkeiten rund um Neurodiversität

Neurodiversität

Als Neurodiversität wird die Vielfalt der neurokognitiven Funktionen der menschlichen Spezies bezeichnet. Sie ist ein biologischer Fakt. So wie es Biodiversität in der Natur gibt, gibt es Neurodiversität bei Menschen. Sie besteht als Konzept zur Beschreibung andersartiger Funktionsweisen des Gehirns bei Menschen und als soziale Bewegung.

Neurodivergenz

Neurodivergenz ist ein bestimmtes Muster an neurokognitiven Funktionen eines einzelnen Menschen, das von der Funktionalität der Mehrheitsgesellschaft abweicht. Neurodivergenz beeinflusst das Denken, Fühlen, Lernen und Verhalten sowie die Kommunikation und Wahrnehmung einer Person. Angeborene Neurodivergenzen sind zum Beispiel ADHS, Autismus oder Legasthenie. Erworbene Neurodivergenzen sind Persönlichkeitsstörungen, psychische Erkrankungen und Resultate von Unfällen, die die Kognition beeinflussen.

Neurovariante

Der Begriff Neurovariante steht für alle Funktionstypen von Gehirnen. Der Begriff betont, dass es nicht den einen »normalen« Gehirntyp gibt. Eine Neurovariante kann also der Typ »Neuronorm« sein, andere sind die Typen ADHS, Autismus oder Hochsensibilität. Keine Variante ist besser oder schlechter als eine andere. Jede Neurovariante hat spezifische Funktionsweisen und Bedürfnisse, die akzeptiert und respektiert werden sollten.

Neurodivers

Divers bedeutet vielfältig. Eine gemischte Gruppe neurodivergenter und neuronormativer Menschen ist neurodivers. Eine einzelne Person kann demnach nicht neurodivers sein, ein Kollektiv schon. Neurodivers wird fälschlicherweise im deutschsprachigen Raum immer noch benutzt, wenn es um neurodivergente Menschen geht.

Neurodivergent

Divergent bedeutet »anders«, »verschiedenartig« oder voneinander »abweichend«. Eine einzelne Person kann neurodivergent sein. Menschen, die neurodivergent sind, weichen mit der Funktionsweise ihres Gehirns von der gesellschaftlichen Erwartung ab, wie eine Person zu denken, zu fühlen, zu lernen, sich zu verhalten, zu kommunizieren oder auch ihre Umwelt wahrzunehmen hat.

Neurotypisch/neuronormativ

Diese Begriffe werden verwendet, um Menschen zu beschreiben, deren neurokognitive Funktionsweisen der gesellschaftlichen Erwartung entsprechen.

Neurodiversitätsparadigma

Nach dem Neurodiversitätsparadigma gibt es keine »normalen« oder »gesunden« Gehirne, denn diese Vorstellung ist rein kulturell konstruierte Fiktion. Genau wie es nicht die eine »richtige« Ethnie oder Kultur gibt, gibt es auch nicht die eine »richtige« neurokognitive Funktionsweise bei Menschen. Das Paradigma folgt Ansätzen wie bei anderen Formen menschlicher Vielfalt, wie zum Beispiel ethnischer Zugehörigkeit, Geschlecht oder Kultur. Soziale Machtungleichheiten sind als solche bewusst zu machen. Neurodiversität birgt nicht nur Vielfalt, sondern auch kreatives Potenzial, was für die Entwicklung unserer Gesellschaft von großem Vorteil sein kann.

Neurodiversitätsbewegung

Die Neurodiversitätsbewegung setzt sich für soziale Gerechtigkeit, Bürgerrechte, Gleichberechtigung, Respekt und die volle gesellschaftliche Inklusion neurodivergenter Menschen ein. Sie setzt sich aus einer Vielzahl von Einzelpersonen zusammen, von denen sich einige in Gruppen organisieren.

Person-first- vs. Identity-first-Language

Im Umgang und der Kommunikation mit neurodivergenten Menschen sollte auch auf die bevorzugte Ansprache geachtet werden. Besonders in den Kreisen neurodivergenter Menschen ist dieses sprachliche Thema wichtig. Viele Menschen sehen ihre angeborene Neurodivergenz als integralen Teil ihrer Persönlichkeit. Mit Verwendung der Identität-zuerst-Formulierung kann dieser Identifizierung Rechnung getragen werden. Viele Betroffene bevorzugen diese Bezeichnung zur Selbstbeschreibung, da ADHS, Hochsensibilität oder Autismus ein untrennbarer Teil von ihnen sind. Diese Präferenz kann auf die Behinderung Blindheit angewendet werden. Der Verlust der Sehfähigkeit ist eine Sehbehinderung. Manche Menschen bezeichnen sich lieber mit dem Adjektiv blind, da sie ihre Sehbehinderung nicht von sich trennen können, so wie autistische Menschen ihren Autismus nicht von sich getrennt betrachten wollen.

Bei einer Formulierung in Person-first-Language (Mensch-zuerst-Sprache) wird die Person vor den Merkmalen betont. Das bedeutet, dass man zuerst die Person nennt und dann die Eigenschaften oder Merkmale, die sie beschreiben. Zum Beispiel: »Eine Person mit Behinderung« statt »behinderte Person«, »eine Person mit Autismus« statt »autistische Person«. Der Fokus liegt darauf, den Menschen zuerst zu sehen und als zweites das Merkmal, das diesen Menschen aber nicht in Gänze definiert.

Bei einer Formulierung in Identity-first-Language wird die Identität oder das Merkmal zuerst genannt. Das geschieht oft aus dem Grund, das Merkmal als integralen Teil der Person zu akzeptieren und anzuerkennen. Zum Beispiel: »eine behinderte Person« statt »Person mit Behinderung«. Hier steht die Identität im Vordergrund, ohne dass sie von der Person getrennt wird.

Die Wahl zwischen Person-first- und Identity-first-Formulierungen hängt von persönlichen Vorlieben und kulturellen Normen ab. Einige Menschen bevorzugen die eine Form, andere die andere. Das Ziel beider Ansätze ist jedoch, die Würde und Individualität der betreffenden Personen zu respektieren und zu betonen.

Von einem therapeutischen Standpunkt aus ist es hilfreich, zwei verschiedene Begrifflichkeiten zur Selbstbeschreibung zu haben. Es ist Fakt, dass Neurodivergenzen mit besonderen Herausforderungen verbunden sind. Für die mentale Gesundheit ist es daher zuträglich, das eigene Betriebssystem in manchen Fällen von sich abgrenzen zu können. Beispielsweise sind Menschen mit ADHS-Gehirn nicht immer impulsiv, vergesslich oder desorganisiert. Die Art, wie wir mit und über uns reden, hat einen großen Einfluss auf die mentale Gesundheit. Daher ist es gut, auch sagen zu können »mein ADHS« oder »mein ADHS-Gehirn« hat mich zu diesem oder jenem Verhalten veranlasst. Es geht hierbei nicht darum, die Verantwortung für störendes, verletzendes oder unangebrachtes Verhalten von sich zu weisen. Es geht vielmehr darum, anzuerkennen, dass man aufgrund der Neurochemie und der Funktionsweise des Gehirns in bestimmten Situationen keine Kontrolle hat. Dadurch kann man sich selbst ermächtigen, Strategien gegen hinderliches Verhalten zu finden oder um Hilfe und Unterstützung zu bitten.

ADHS & SCANNER – DIE NAWI-BASIERTE NEURODIVERGENZ

ADHS ist die Abkürzung für Aufmerksamkeitsdefizit-Hyperaktivitätsstörung. In der Vergangenheit wurde die Ausprägung ohne Hyperaktivität ADS genannt: Aufmerksamkeitsdefizit-Syndrom oder Aufmerksamkeitsdefizit-Störung.

Das aktuelle Verständnis von ADHS sieht vor, dass die Neurodivergenz in unterschiedlichen Ausprägungen auftreten kann, die von Individuum zu Individuum variieren. Diese unterschiedlichen Ausprägungen können in drei Hauptkategorien unterteilt werden. Gleichzeitig deuten die neuesten wissenschaftlichen Erkenntnisse darauf hin, dass ADHS als Spektrum zu betrachten ist. Deshalb wird nicht mehr zwischen ADS und ADHS unterschieden. Die Schreibweisen ADHS oder AD(H)S sind fachlicher Konsens. Oft wird auch von der hyperaktiven und hypoaktiven Form gesprochen, weswegen nur noch ADHS benutzt wird. In diesem Buch wird daher die Schreibweise ohne Klammern verwendet. Bei einer individualisierten Herangehensweise an Diagnose und Behandlung hilft jedoch die Kategorisierung in die drei großen Ausprägungen.

Hyperaktive Ausprägung

- Stereotyp bekanntes »Zappelphilipp-Syndrom«
- Gefühl, »wie von einem Motor getrieben zu sein«
- Sehr viel Energie
- Körperliche, aber auch mentale (Chaos im Kopf) Hyperaktivität
- Besonders ausgeprägte Impulsivität im Verhalten, aber auch bei Emotionen

Hypoaktive Ausprägung

- »Träumer-ADHS«
- Scheinen oft abwesend und hängen Tagträumen nach
- Besonders ausgeprägte Vergesslichkeit
- Werden von außen meist als sehr verwirrt wahrgenommen

Kombi-Ausprägung

- Vereint hyperaktive und hypoaktive Merkmale

Die Kombiform ist wahrscheinlich die am weitesten verbreitete Form dieser Neurodivergenz. Dabei wechseln sich beide Ausprägungen ab, sodass von außen schwer zu erkennen ist, dass die Neurodivergenz ADHS vorliegt. Außerdem ist es möglich, dass Menschen mit der Kombi-Ausprägung im Kindesalter sehr hyperaktiv sind, aber als Erwachsene eher unaufmerksam. Da der Fokus bei der Diagnose und Behandlung lange Zeit der Hyperaktivität galt, entwickelte sich der Mythos, dass ADHS eine »Kinderkrankheit« sei.

Bei der Erklärung von ADHS verwende ich die Metapher des Betriebssystems, um das Funktionsprinzip dieser Neurodivergenz zu veranschaulichen.

Jeder Mensch wird in seinem Verhalten durch die Zusammenarbeit von Gehirnstrukturen und Neurotransmittern geprägt. Bei ADHS-Neurodivergenten konnten vier explizite Faktoren herauskristallisiert werden, die einen besseren Umgang mit diesen speziellen Gehirnen ermöglichen.

Das NAWI-Funktionsprinzip

Menschen mit einem ADHS-Gehirn haben ein spezielles Betriebssystem, das ihre Wahrnehmung und ihr Handeln prägt. Der ADHS-Experte Dr. William Dodson hat für dieses Funktionsprinzip das Akronym NICE entwickelt. Es steht für: Novelty, Interest, Competition/Challenge und Extreme Urgency.

Als deutsches Pendant habe ich die Abkürzung NAWI abgeleitet, die für die Rahmenbedingungen Neuartigkeit, aktuelle(r) Druck/Dringlichkeit, Wettbewerb/Vergleich und intrinsisches Interesse steht.

Neuronormative Menschen können mit Belohnungen und Strafen motiviert werden. NAWI-basierte Menschen hingegen benötigen andere Einflüsse, um ins Tun zu kommen. Das bedeutet: Auch wenn eine Belohnung lockt oder eine Strafe droht, könnte es sein, dass sie eine Blockade haben. Erst wenn das NAWI-Prinzip Anwendung findet, können sie Dinge mit Leichtigkeit erledigen. Wenn mindestens zwei der NAWI-Rahmenbedingungen erfüllt sind, bekommt die ADHS-neurodivergente Person den Antrieb, loszulegen und die anstehenden Anliegen zu bewältigen.

Neuartigkeit: Alles, was grundsätzlich neu ist – also eine neue Erfahrung, neue Eindrücke, aber auch neue Besitztümer –, motiviert zum Handeln. Das ADHS-Gehirn benötigt stets neuen Input, um motiviert zu werden, sich mit etwas zu beschäftigen. Gleichzeitig strebt es automatisch nach ständig neuen Eindrücken. Das kann sich auch in impulsiven Handlungen und Entscheidungen äußern. Neuartigkeit spielt eine entscheidende Rolle bei der Motivation unseres neurodivergenten Gehirns. Neues ist von Natur aus spannend und fesselt unsere Aufmerksamkeit. Wir fühlen uns davon angezogen und sind motiviert, es zu erforschen und zu verstehen. Die Faszination des Unbekannten treibt uns an und kann dazu führen, dass wir unsere Energie in die Erforschung neuer Ideen und Konzepte investieren.

Aktuelle Dringlichkeit: Der aktuelle Druck und die Dringlichkeit sind ebenfalls wichtige Faktoren, die unsere Handlungsbereitschaft beeinflussen. Wenn wir in Situationen geraten, in denen es absolut notwendig ist, zu handeln, steigen unsere Leistung und Motivation. Das zwingt uns förmlich dazu, aktiv zu werden. Wir sind dann auf die unmittelbar vor uns liegende Aufgabe fokussiert. Ohne diese Dringlichkeit schaltet unser Gehirn in den »Energiesparmodus«. Das ist ein Grund, warum Menschen mit ADHS-Gehirn viel öfter als neuronormative Menschen Dinge bis zur letzten Minute aufschieben. Erst wenn die Zeit knapp wird oder schnelle Entscheidungen getroffen werden müssen, kommt unser ADHS-Gehirn in Fahrt. Daher schieben wir monotone oder langwierige Aufgaben bis zur letzten Minute auf. Wir benötigen den Druck, oder besser gesagt den Stress, um gut und »reibungslos« funktionieren zu können. Bei Stress werden zuerst das Stresshormon Adrenalin und dann das Motivationshormon Dopamin ausgeschüttet. Die Ausschüttung von Dopamin veranlasst die Freisetzung des Konzentrationshormons Noradrenalin, das uns bei der Fokussierung hilft. Auch in gefährlichen Situationen oder bei Ereignissen, in den schnelles Handeln gefragt ist, funktionieren NAWI-basierte oft besser als neuronormative Menschen.

Wettbewerb und Vergleich: Wenn wir uns mit anderen messen, steigt unsere Handlungsbereitschaft. Wir sind motiviert, uns zu beweisen und unsere Leistung zu steigern, um erfolgreich zu sein. Schon allein der Vergleich mit anderen kann eine starke treibende Kraft sein, die uns dazu bringt, ins Tun zu kommen.

Intrinsisches Interesse: Wir werden von unserem persönlichen Interesse stärker angetrieben als neuronormative Menschen. Diesen Umstand müssen wir verstehen und zu nutzen lernen. Auch neuronormative Menschen haben manchmal Schwierigkeiten damit, langweilige Aufgaben zu erledigen.

Allerdings macht das NAWI-basierte Gehirn dicht, wenn das intrinsische Interesse nicht geweckt werden kann. Das kann sich in unüberwindbaren Blockaden äußern. Diese Blockadephasen werden unter ADHS-Neurodivergenten als »ADHS-Paralyse« bezeichnet.

Das ADHS-Gehirn – die beteiligten Strukturen verstehen

Um die Funktionsweise der Neurodivergenz zu »be-greifen« und damit im Alltag besser umzugehen, hilft es, die Teile des Gehirns zu verstehen, die maßgeblich an den typischen ADHS-Herausforderungen beteiligt sind.

Präfrontalkortex

Der präfrontale Kortex ist der Teil des Gehirns, der sich direkt hinter der Stirn befindet. Er spielt eine entscheidende Rolle bei der Steuerung exekutiver Funktionen. Diese sind unter anderem für Planung, Organisation, Selbstkontrolle sowie die Priorisierung von Gedanken und Handlungsabläufen zuständig. Dazu gehören die Fähigkeiten zur Aufmerksamkeitskontrolle, das Arbeitsgedächtnis, die kognitive Flexibilität und die Impulskontrolle. Das Arbeitsgedächtnis ermöglicht die temporäre Speicherung und Verarbeitung von Informationen. Die Impulskontrolle ermöglicht es, spontane Reaktionen zu unterdrücken und stattdessen bewusste und überlegte Entscheidungen zu treffen.

Basalganglien

Die Basalganglien sind eine Gruppe von Nervenzellkernen, die tief im Gehirn verankert sind. Sie spielen eine Schlüsselrolle bei der Regulation von Bewegung, Emotionen und kognitiven Prozessen. Sie arbeiten mit dem präfrontalen Kortex zusammen.

Amygdala

Die Amygdala wird auch Mandelkern genannt. Sie gehört zum limbischen System des Gehirns und spielt eine zentrale Rolle bei der Verarbeitung von Emotionen, insbesondere bei der Entstehung von Angst.

Hippocampus

Dieser Teil des Gehirns wurde aufgrund seiner charakteristischen Form, die an ein Seepferdchen erinnert, Hippocampus genannt. Er spielt eine Schlüsselrolle im Gedächtnis und bei der räumlichen Navigation. Außerdem ist er daran beteiligt, Informationen vom kurzfristigen ins langfristige Gedächtnis zu übertragen.

Dopamin und Noradrenalin

Die Neurotransmitter Dopamin und Noradrenalin haben maßgeblichen Einfluss auf die Funktionsweise des ADHS-Gehirns. Sie sind Botenstoffe, die Informationen zwischen Nervenzellen austauschen und somit Reize auslösen. Diese Reize werden vom Gehirn in Impulse umgewandelt, was sich dann im Verhalten von Menschen zeigt. Dopamin wird als das Belohnungshormon bezeichnet und ist für Motivation und Interesse zuständig. Noradrenalin ist das Konzentrationshormon und sorgt für Aufmerksamkeit, Energie und Alarmbereitschaft.

Wie arbeiten die Teile des Gehirns zusammen?

Das ADHS-Gehirn tendiert dazu, den Reizen zu folgen, durch die die größte Menge des Motivationshormons Dopamin ausgeschüttet wird. Aus Dopamin wird das Konzentrationshormon Noradrenalin. Da diese beiden in Wechselwirkung stehen, kann auch eine gute Konzentration wiederum Dopamin ausschütten. Somit entsteht das typische ADHS-Verhalten, sich von neuen Reizen schnell ablenken zu lassen und gleichzeitig bei einer Tätigkeit,

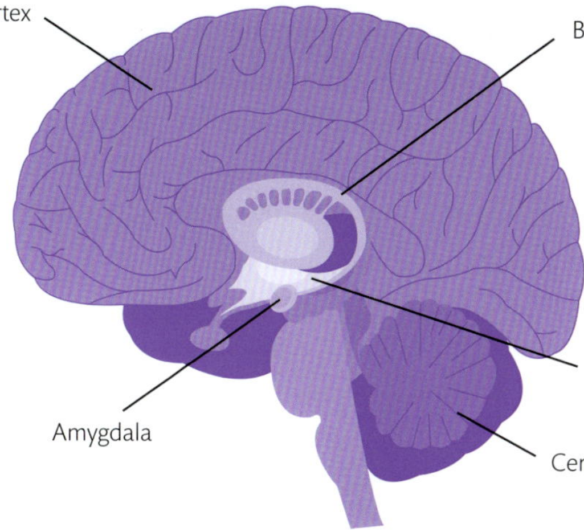

bei der kontinuierlich Dopamin ausgeschüttet wird, in eine starke Konzentration und einen Flow-Zustand zu geraten.

Bei einem Dopamindefizit gibt es Störungen des präfrontalen Kortex. Die exekutiven Funktionen, die für das Arbeitsgedächtnis, die kognitive Flexibilität und die Impulskontrolle zuständig sind, sind in ihrer Leistungsfähigkeit geschwächt. Das bedingt die typischen ADHS-Merkmale und Verhaltensweisen.

Da das Emotionszentrum beim ADHS-Gehirn im Vergleich zu dem neuronormativer Menschen etwas kleiner ist, kommt es zu schnelleren emotionalen Reaktionen. Diesen Zusammenhang beschreibe ich in der Mut-Metapher mit dem Schnapsglas-Bierkrug-Vergleich. Du findest sie im Kapitel »Stärken bei AHA-Neurodivergenz und Mindset-Tools«.

TEST

Bist du ADHS-neurodivergent?

Die folgenden 24 Aussagen beziehen sich auf typisches ADHS-Verhalten. Wenn du mehr als 16 Aussagen mit Ja beantworten kannst, lohnt es sich, sich weiter mit der Neurodivergenz ADHS auseinanderzusetzen.

- Ich bin eindeutig vom Typ »das Genie beherrscht das Chaos«.
- Wenn mich ein Thema besonders interessiert, erlerne ich in der Regel alles, was damit zusammenhängt, oft schneller als andere.
- Ich liebe es, neue Dinge anzufangen, verzettele mich aber mittendrin, sodass es anstrengend ist, sie zu beenden.
- Im Alltag entscheide ich mich eher spontan und impulsiv.
- Ich habe tausend Ideen, aber sie umzusetzen, überfordert mich regelmäßig.
- Ich liebe es, ständig neue Erfahrungen zu sammeln, und werde deswegen oft als sprunghaft bezeichnet.
- Für neue Hobbys bin ich oft Feuer und Flamme. Leider ist es regelmäßig so, dass sie mich plötzlich aus unerklärlichen Gründen kalt lassen, auch wenn ich schon viel Geld investiert habe.
- Ich bin im Gespräch mit anderen meist schon fünf Gedankengänge weiter und meine Mitmenschen wundern sich, wie ich auf bestimmte Themen komme.
- Ich lese gern fünf Bücher parallel, mache vier Onlinekurse gleichzeitig oder spiele drei Konsolen-/PC-Spiele im schnellen Wechsel und weiß jetzt schon, dass ich die wenigsten davon jemals beenden werde.
- Wenn mich ein Projekt nicht mehr interessiert, ist es für mich eine Qual, es zu Ende zu bringen.
- Der Gedanke daran, über Jahre dieselben routinemäßigen Aufgaben erledigen zu müssen, ist der reinste Albtraum.

- Mir fällt es oft schwer, mich auf alltägliche und banale Aufgaben zu konzentrieren, auch wenn ich sie erledigen will und muss.
- Ich weiß oft bereits, worauf Menschen im Gespräch hinauswollen, und es ist anstrengend, sie dann ausreden zu lassen.
- Ich benötige Musik, einen Podcast oder eine Serie als Hintergrundgeräusch, wenn ich mich auf eine Aufgabe konzentrieren will.
- Manchmal habe ich Phasen, in denen ich so im Flow bin, dass ich sogar vergesse, zu essen, zu trinken oder auf Toilette zu gehen.
- Ich bin im Alltag sehr ungeduldig und manchmal kann es für mich nicht schnell genug gehen.
- In kritischen Situationen, in denen schnelles Handeln benötigt wird, funktioniere ich meist viel besser als meine Mitmenschen.
- Ich schiebe ständig Dinge auf, denn erst wenn die Zeit knapp wird, funktioniere ich gut.
- Ich bin bei meinen Mitmenschen dafür bekannt, dass ich sehr emotional sein kann.
- Ich nehme winzige Details, Abweichungen und Fehler oft schneller wahr als meine Mitmenschen.
- Ich stoße mich regelmäßig an Einrichtungsgegenständen und habe ungewöhnlich oft blaue Flecken.
- Ich kreiere oft Wortneuschöpfungen, da mir regelmäßig Wörter nicht einfallen.
- Kreativer Ausdruck ist sehr wichtig für mich und ich liebe es, etwas zu erschaffen (basteln, bauen, entwickeln, malen ...).
- In Filmen kann ich regelmäßig vorausahnen, wie etwas zusammenhängt und wie die Handlung ausgeht.

Konntest du dich mit allen Punkten identifizieren oder bist du bei manchen Aussagen eher das komplette Gegenteil? ADHS kann nicht auf eine einheitliche Formel oder die drei großen Schubladen »hyper«, »hypo« und die Kombiform reduziert werden. Die Vielfalt der Erfahrungen, die mit diesem Test eingefangen werden, spiegelt nur einen kleinen Ausschnitt der unterschiedlichen ADHS-Ausprägungen wider. Jeder Mensch mit ADHS bringt eine einzigartige Mischung von Eigenschaften, Stärken und Herausforderungen mit. Lass uns gemeinsam eintauchen und verstehen, was das ADHS-Spektrum ausmacht.

Das AD(H)S-Spektrum – deine Selbstevaluierung

ADHS-typische Verhaltensweisen und Merkmale sind je nach Kontext anders und können fluktuieren. Das ADHS-Spektrum Betroffener ist flexibel und von der Umgebung und teilweise auch von den Mitmenschen abhängig. Diese Faktoren haben einen Einfluss darauf, wie sichtbar oder unsichtbar die Herausforderungen sind und ob es zu Merkmalen mit Krankheitswert kommt. Erst wenn sich die ADHS-typischen Herausforderungen in mehreren Lebensbereichen so auffällig zeigen, dass ein starker Leidensdruck entsteht, wird ADHS erkannt und die Diagnose vergeben. Wenn sich dein Verdacht, ADHS-neurodivergent zu sein, durch eine intensive Selbstevaluierung verhärtet, kannst du bereits jetzt reflektieren, welche Merkmale dir in welchen Bereichen »Ärger machen«. Im Folgenden werden die 25 größten ADHS-Herausforderungen erklärt. Mit den Reflexionsfragen kannst du herausfinden, in welchem Bereich Verhaltensweisen besonders hinderlich sind. Auf dieser Basis kannst du beginnen, strukturiert daran zu arbeiten.

- **Vergesslichkeit**: Termine werden vergessen, es wird vergessen, wo Dinge abgelegt oder hingeräumt wurden – das passiert fast täglich.
- **Desorganisation**: Sie hängt mit der Vergesslichkeit zusammen, Betroffene wirken zerstreut und chaotisch.

- **Ablenkbarkeit**: Jeder kleine Reiz kann dazu führen, dass Betroffene von einer Aufgabe, einem Gespräch oder einer Tätigkeit abgelenkt werden.
- **Konzentrationsextreme**: Betroffene können sich auf manche Aufgaben sehr schwer konzentrieren (z. B. Lesen, bestimmte Handlungen, die nicht genügend Reize liefern); gleichzeitig können sie bei einer Tätigkeit einen Laserfokus entwickeln, sich über mehrere Stunden konzentrieren und alle anderen Reize (externe, aber auch innere wie Hunger) ausblenden.
- **Impulskontrollprobleme**: Impulse können schlecht unterdrückt werden. Das kann sich darin äußern, dass Betroffene anderen »reinreden«, aber auch in impulsivem/risikoreichem Verhalten und dem plötzlichen Abbruch von Aufgaben: Betroffene »springen auf« und folgen Gedanken/Impulsen.
- **Körperliche Unruhe**: Das gilt besonders bei der hyperaktiven Ausprägung. Beispiele sind Beinwippen, mit den Händen/Gegenständen herumspielen, an Fingernägeln oder Haut herumknibbeln, herumlaufen, im Minutentakt die Sitzposition wechseln.
- **Mentale Unruhe**: Sie äußert sich in Gedankenkreisen, unzähligen Ideen, dem Durchspielen von Szenarien, der Vorstellung von Musik und »im Kopf mitsingen«.
- **Frustrationsintoleranz**: Sie zeigt sich bei kleinen Dingen im Alltag, die nicht auf Anhieb klappen, auch in Situationen, in denen gewartet werden muss. Bei Langeweile treten Ungeduld und Frust auf, besonders bei der hyperaktiven ADHS.
- **Probleme der Emotionsregulation**: Sie treten besonders bei den Emotionen Wut und Traurigkeit auf, das hängt mit der Frustrationsintoleranz zusammen. Außerdem folgen daraus Stimmungsschwankungen und emotionale Labilität.
- **Verlangsamte kognitive Geschwindigkeit (Sluggish Cognitive Tempo)**: Damit sind eine schnelle Ermüdung, Trägheit, langsame Bewegungen, Verwirrung, Desorientierung und Tagträume gemeint. Sie ist charakteristisch bei hypoaktiver ADHS.

- **Überdurchschnittliche Sprechgeschwindigkeit**: Ein sehr schneller Sprechfluss ist charakteristisch bei hyperaktiver ADHS.
- **Kognitive Dysphasie**: Der Begriff bezeichnet Wortfindungs- oder Gedächtnisstörungen. Daraus folgt oft ein ungewöhnlicher/»verwirrter« Satzbau.
- **Verlangsamte Sprechweise**: Wird sehr langsam gesprochen und werden während des Erzählens Worte vergessen oder der rote Faden verloren, ist das charakteristisch für hypoaktive ADHS.
- **Verbale Impulsivität**: Damit ist Impulsivität im Dialog oder Austausch mit anderen gemeint. Außerdem haben Betroffene Schwierigkeiten zu warten, »bis sie dran sind«.
- **Emotionale Impulsivität**: Bestimmte Situationen können Emotionen wie Wut und Trauer schnell auslösen, es kann zu einem emotionalen Ausbruch kommen (Schreien, Weinen bis hin zu Aggressivität).
- **Sensorische Probleme**: Visuelle oder akustische Reize können überfordern, sie können sogar Schmerzen auslösen, aber auch andere Reize können als »zu viel« wahrgenommen werden (hohe Verarbeitungssensitivität/Reizfilterschwäche).
- **Task-Wechsel-Probleme**: Damit sind Probleme gemeint, von einer Tätigkeit schnell auf eine andere zu wechseln, was zu Blockaden führen kann.
- **Probleme, Aufgaben umzusetzen**: Betroffene haben oft Schwierigkeiten damit, mehrschrittige Aufgaben und Projekte anzufangen, dranzubleiben und zu beenden. Das können bereits Alltagstätigkeiten wie Abwasch, Haushalt, Rechnungen bezahlen usw. sein.
- **Ablehnungs- und Kritikdysphorie (RSD)**: Der Begriff bezeichnet eine ADHS-spezifische Angst sowie einen starken emotionalen bis psychosomatischen Schmerz bei subjektiv empfundener Ablehnung.
- **Zeitblindheit**: Betroffene empfinden es als große Herausforderung, Zeit wahrzunehmen. Das bedingt zwei Extreme: chronisches Zuspätkommen oder Überkompensation dadurch, sehr viel früher zu Terminen aufzutauchen, inklusive großem Stress auf dem Weg zu Terminen.
- **Chronisches Aufschieben**: Aufgaben und Tätigkeiten werden bis zum letz-

ten Moment aufgeschoben, das gilt auch für körperliche Bedürfnisse wie essen, trinken, Schlaf und Toilettengang.

- **Ungeduld**: Es kann nicht schnell genug gehen, Geduld haben und warten zu müssen, können sehr unangenehm werden.
- **Probleme mit Interozeption**: Durch den Fokus auf interessante Dinge im Außen können körperinnere Vorgänge schlechter wahrgenommen werden.
- **Probleme mit Propriozeption**: Probleme der Wahrnehmung des Körpers im Raum entstehen dadurch, dass sich nicht umfassend auf die Umgebung konzentriert wird. So kann es zu Ungeschicklichkeit sowie kleinen und großen Unfällen kommen (viele blaue Flecke).
- **Auditive Wahrnehmungs- und Verarbeitungsstörung**: Es kommt zu Problemen der Verarbeitung von Gehörtem, was keine Ursachen im Hörapparat hat. Worte und Sätze werden – trotz richtiger Aussprache – wie »zeitversetzt« verstanden und nicht korrekt »gehört«, sondern nur ein »Nuscheln«.

Diese Liste zeigt die größten ADHS-spezifischen Herausforderungen auf. Allerdings gibt es auch viele wunderbare Fähigkeiten, die mit der Neurodivergenz ADHS einhergehen, wie im Kapitel über neurodivergente Stärken zu lesen ist. Im folgenden Abschnitt lernst du, die Ausprägung deines persönlichen ADHS-Spektrums zu reflektieren. Nimm dir dafür ein Notizbuch zur Hand, in dem du deine Merkmale langfristig reflektieren und dokumentieren kannst.

Reflexionsfragen zu den Merkmalen des AD(H)S-Spektrums

Diese Reflexionsfragen helfen dir dabei, deine Herausforderungen strukturiert zu betrachten und herauszukristallisieren, welche Merkmale deinen Alltag behindern. Befolge diese drei Schritte zur Reflexion:

- Schlage die Lebensbereiche im Kapitel »Inventur, Stress und Emotionen« auf oder zeichne einen Kreis mit den von dir priorisierten Bereichen auf ein extra Blatt Papier.
- Gehe die Tabelle durch und überlege für jeden Bereich, in welcher Situation das Merkmal auftritt. Beachte darüber hinaus, mit welchen Menschen du eventuell zu welcher Tageszeit interagierst.
- Wenn du deine Herausforderungen reflektiert hast, nutze die Methoden aus dem Kapitel »Anti-Aufschieben« oder trainiere eine positive Denkweise mit den Anleitungen im Kapitel »Stärken bei AHA-Neurodivergenz und Mindset-Tools«.

Das kreisförmige Spektrum der Herausforderungen und Stärken ist bei jedem ADHS-Gehirn so unterschiedlich ausgeprägt wie die Persönlichkeit des einzelnen Menschen. Herausforderungen können sich je nach Lebensbereich oder Lebensphase, aber auch je nach Tagesform anders zeigen. Außerdem können einzelne Merkmale bei manchen Menschen sogar überhaupt nicht auftreten. Eine zeitweise starke Verbesserung heißt allerdings nicht, dass man plötzlich neuronormativ ist oder sich alles nur eingebildet hat. Veränderungen im Leben, die mit mehr Stress einhergehen, können diese Herausforderungen wieder so verschlimmern, dass daraus psychische Erkrankungen wie Depressionen resultieren. Wenn manche Herausforderungen eine Zeit lang nicht auftreten, ist das ein Indikator dafür, dass man ein bedürfnisgerechtes Leben mit Neurodivergenz führt.

Merkmal	Reflexionsfrage	Beispiele
Vergesslichkeit	In welchem Lebensbereich, in welcher Situation oder bei welchen Themen vergisst du regelmäßig Dinge?	Termine trotz Erinnerung, Kurzzeitvergesslichkeit im Alltag/Haushalt/privat
Desorganisation	Was fällt dir schwer zu organisieren?	Haushalt, Planung/Durchführung von Dingen im Alltag, Papierkram, bürokratische Dinge
Ablenkbarkeit	Von welchen Dingen wirst du abgelenkt? Reflektiere Reize und Gedanken.	Lärm/Geräusche in deiner Umgebung, Sorgen und »Gehirn-Trojaner« (= hinderliche Glaubenssätze, siehe Kapitel »Inventur, Stress und Emotionen«)
Konzentrationsextreme	Was bringt dich in einen Hyperfokus und in welchen Situationen kannst du dich überhaupt nicht konzentrieren?	Hyperfokus: Hobbys, PC-Spiele, Lesen, Sortieren Keine Konzentration: Routineaufgaben, monotone und langweilige Aufgaben
Impulskontrollprobleme	Welche Impulse kannst du schlecht kontrollieren?	Handlungen bei Ideen oder »das mache ich noch schnell«, emotionale Verhaltensweisen (Wut, Trauer)
Körperliche Unruhe	Wie, wo und wann zeigt sich eine körperliche Unruhe bei dir?	Beinwippen, mit Händen/Gegenständen herumspielen, nicht lange in einer Position verharren können
Mentale Unruhe	Wie, wo und wann zeigt sich mentale Unruhe bei dir?	Overthinking (Gedankenkreisen bei Sorgen), Tagträumen in langweiligen Situationen
Frustrationsintoleranz	Welche Situationen frustrieren dich?	Maschinen (z. B. Drucker funktionieren nicht reibungslos), etwas klappt nicht auf Anhieb
Probleme der Emotionsregulation	Welche Emotionen fallen dir schwer, zu regulieren? (siehe ETWAS-Methode)	Hauptbeispiele: Wut, Traurigkeit und Angst
Verlangsamte kognitive Geschwindigkeit (Sluggish Cognitive Tempo)	In welchen Situationen benötigst du länger, um etwas kognitiv zu verarbeiten?	Arbeitsanweisungen, gesprochene Sprache im Allgemeinen, in Lernsituationen

Merkmal	Reflexionsfrage	Beispiele
Überdurchschnittliche Sprechgeschwindigkeit	In welchen Situationen und in welchen sozialen Gruppen wird deine Sprechgeschwindigkeit kritisiert? (In welchen wird sie als »normal« oder angenehm empfunden?)	Beim Erzählen von persönlichen Geschichten können andere der Sprechgeschwindigkeit nicht folgen o.Ä.
Kognitive Dysphasie	In welchen Situationen hast du Wortfindungsstörungen? In welchen Situationen sprichst du ein anderes Wort aus als das, das du tatsächlich sagen wolltest?	Geschirrspüler statt Wäscheständer
Verlangsamte Sprechweise	In welchen Situationen und in welchen sozialen Gruppen wird deine Sprechgeschwindigkeit kritisiert?	In der Kommunikation generell, andere Menschen wirken ungeduldig
Verbale Impulsivität	In welchen Situationen fällst du anderen Menschen ins Wort? Wann sprichst du Dinge aus, die andere Menschen reizen?	Jemanden nicht ausreden lassen, weil du bereits weißt, was die Person sagen möchte; jemanden unterbrechen, weil du sonst die Idee/den Gedanken vergessen hast
Emotionale Impulsivität	In welchen Situationen »überreagierst du«?	Wütendes Verhalten oder Stressreaktion »Kampf«
Sensorische Probleme	In welchen Situationen wirst du durch äußere Einflüsse überreizt?	Lärm, bestimmte Reize (siehe hierzu Kapitel zur Hochsensibilität)
Task-Wechsel-Probleme	In welchen Situationen hast du Schwierigkeiten, mit einer Aufgabe aufzuhören und eine andere zu beginnen?	Trotz Feierabend nicht nach Hause gehen und an der Arbeit noch Aufgaben erledigen, anstatt nach Hause zu gehen
Aufgabenumsetzungsprobleme	In welchen Situationen weißt du nicht, wie du beginnen oder eine Tätigkeit erledigen sollst?	Aufgabe erscheint zu komplex, wird nicht verstanden oder es entsteht das Gefühl, dass es eine »Mount-Everest-Aufgabe« ist

Merkmal	Reflexionsfrage	Beispiele
Ablehnungs- und Kritikdysphorie (RSD)	In welchen Situationen und durch welche Menschen fühlst du dich regelmäßig kritisiert oder abgelehnt?	Wenn Menschen neurodivergent-spezifische Verhaltensweisen kritisieren
Zeitblindheit	In welchen Situationen »vergisst« du die Zeit oder planst für eine Tätigkeit übermäßig viel oder zu wenig Zeit ein?	Beim Fertigmachen für einen Termin zu wenig Zeit einplanen und dann zu spät kommen, den Bus verpassen etc.
Chronisches Aufschieben	In welchen Kontexten schiebst du welche Tätigkeiten regelmäßig auf?	Auf Toilette gehen, Pausen machen, große langweilige Aufgaben (z. B. Steuer, Schrank aussortieren) aufschieben
Ungeduld	In welchen Situationen wirst du ungeduldig?	Beim Warten auf etwas, Ungeduld im Umgang mit Menschen oder Maschinen
Probleme mit Interozeption	In welchen Situationen fällt es dir schwer, Hunger, Durst, Schmerz oder andere körperinnere Signale wahrzunehmen?	Schwächegefühl, weil man nicht merkt, dass man etwas essen muss; chronische Blasenentzündung, weil man vergisst, auf Toilette zu gehen
Probleme mit Propriozeption	In welchen Situationen stößt du dich oder hast Unfälle?	Mit der Schulter am Türrahmen hängenbleiben, mit dem Körper an Tischkanten etc. hängenbleiben, regelmäßig blaue Flecken an Armen und Beinen
Auditive Wahrnehmungs- und Verarbeitungsstörung	In welchen Situationen kannst du nicht korrekt verarbeiten, was zu dir gesagt wird?	Mehrmaliges Nachfragen im Gespräch, Missverständnisse im sozialen Austausch, weil andere Worte »verstanden« wurden, als die andere Person sagte

Fallbeispiel – ADHS-Merkmale im und durch den Job

2017 startete ich als Quereinsteigerin im Personalmanagement. Bereits ein Jahr später zeigten sich bei mir Anzeichen einer Depression und einer Angststörung. Typische ADHS-Herausforderungen wurden präsenter, was einen negativen Einfluss auf meine Arbeitsqualität hatte. In diesem Fallbeispiel möchte ich darlegen, wie und warum sich mein ADHS-Spektrum anhand ausgewählter Merkmale in fünf Jahren verändert hat.

In meinem Job als Personalreferentin bestand meine Kernarbeit darin, administrative Aufgaben zu erledigen und viel zu organisieren. Genau diese Dinge fallen mir aufgrund meines ADHS-Gehirns schwer. Ich hatte große Schwierigkeiten, meine tägliche Arbeit und längerfristige Projekte zu organisieren. In unserer Abteilung herrschte eine sogenannte »Open-Door-Policy«. Diese Begrifflichkeit wird verwendet, um die Praxis zu beschreiben, bei der Türen im übertragenen Sinne offengehalten werden, um Kommunikation, Zugang oder Austausch zu erleichtern. Das war für mich persönlich jedoch absolut kontraproduktiv, weil ich immer abgelenkt war. Es kamen ständig Kollegen zu mir, um Informationen einzuholen, was mich aus meiner Konzentration brachte. Auch die Gespräche der anderen im Büro lenkten mich von meiner Arbeit ab, weil mein Gehirn den neuen und interessanten Input spannender fand als die Aufgaben vor mir. Ich versuchte, mich zur Konzentration zu zwingen, was viele mentale Ressourcen vereinnahmte. Tagtäglich hatte ich mit Task-Wechsel-Problemen zu kämpfen. Ich war froh, wenn ich einmal im Flow war und mich konzentrieren konnte. Daraus entstand ein ungesunder Hyperfokus. Ich konnte diesen zeitweise aktivieren, allerdings habe ich andere Dinge dadurch ausgeblendet. Durch meine eher schlechte Interozeption merkte ich erst sehr spät, wenn ich auf Toilette musste, unterzuckert war oder Hunger hatte. Das Zusammenspiel von Hyperfokus und der schlechten Interozeption führte dazu, dass sich meine Blase regelmäßig entzündete und ich wegen einer Nierenentzündung sogar ins Krankenhaus musste. Durch die vielen Fehler, die ich aufgrund meiner Desorganisation,

Vergesslichkeit und Ablenkbarkeit machte, erntete ich verständlicherweise Kritik. Das war emotional für mich kaum zu verarbeiten, da ich gute Arbeit leisten wollte. Außerdem hatte ich Angst, dass ich nach meiner auf zwei Jahre befristeten Stelle keinen Festvertrag bekommen würde. Auch wenn ich regelmäßig positives Feedback bekam, hörte ich nur die Punkte heraus, die schlecht gelaufen waren. Das ist ein Zeichen der Ablehnungs- und Kritikdysphorie (Rejection Sensitive Dysphoria), die bei ADHS-Neurodivergenten häufig vorkommt. Dieser Stress führte wiederum zu großen Problemen mit meiner Emotionsregulation. Ich war regelmäßig gereizt und sehr ungeduldig. Vereinzelt bemerkten Kollegen, wie schlecht es mir mental ging, und sprachen mich darauf an, dass ich nicht mehr so geduldig mit den Mitarbeitenden war wie gewöhnlich. Das tat mir sehr leid und machte mich traurig. Ich weinte viel und hatte Panikattacken (von denen ich später lernte, dass es Meltdowns waren). Stressbedingt verstand ich immer öfter nicht, was andere Menschen zu mir sagten. Ich konnte Gesprächen nicht nur an lauteren Orten wie Restaurants nicht mehr folgen, sondern auch in kleinen Räumen oder bei Einzelgesprächen. Das hatte wiederum die Folge, dass mir vorgeworfen wurde, ich würde nicht zuhören oder Dinge aus bösem Willen oder Lustlosigkeit nicht verstehen.

Beim ersten Spektrum ist zu beachten, dass ich meine ADHS-Herausforderungen unbewusst »maskiert« habe. Ich habe Probleme überspielt, Impulse und Bedürfnisse unterdrückt und Schwierigkeiten kaschiert. Erst nach meiner Diagnose und mit der Erkenntnis, was »Masking« ist, konnte ich herausfinden, was meine Bedürfnisse sind und welche von ihnen ich unterdrücke, um neuronormativen Erwartungen gerecht zu werden. Masking oder auch »neurodivergente Mimikry« ist ein erzwungenes Verhalten bei ADHS und Autismus, um sich an andere Menschen, Gruppen und die Gesellschaft anzupassen und nicht diskriminiert zu werden.

Mein ADHS-Spektrum bezüglich meiner Arbeit ist nun ganz anders ausgeprägt. Einige Merkmale haben sich reduziert, andere sind in der »Punktzahl«

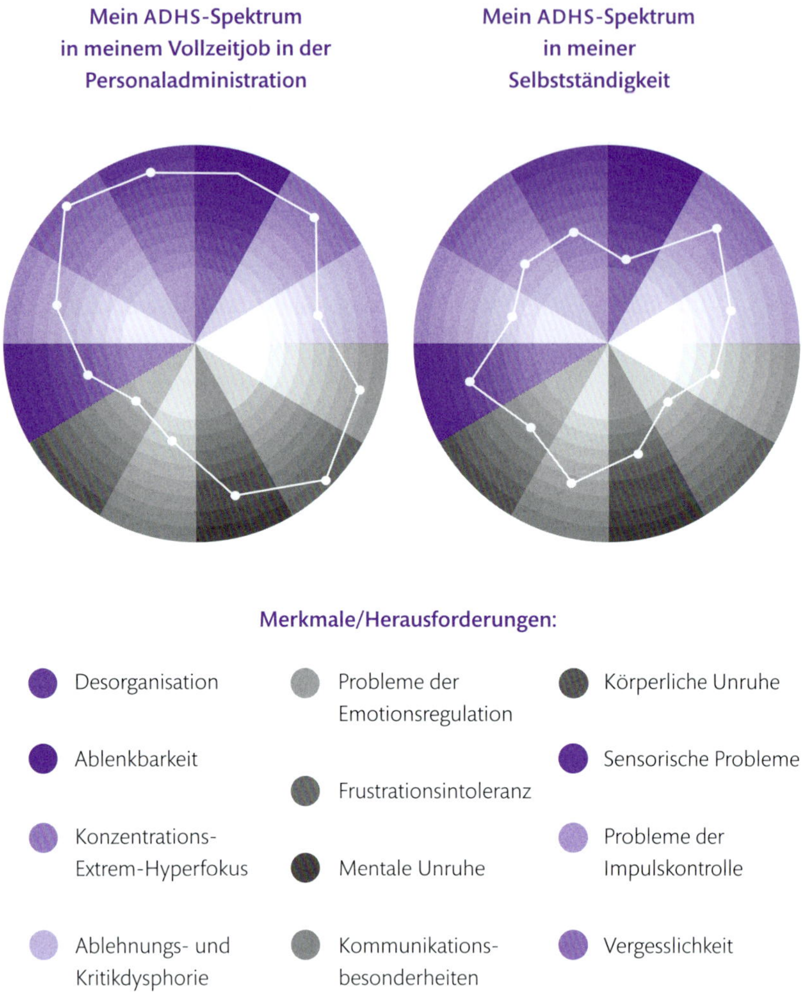

ADHS-Spektrum Job vs. Selbstständigkeit

auch etwas gestiegen. Gründe für die jetzige Ausprägung sind bedürfnisgerechte Anpassungen und somit Stressreduktion sowie »Unmasking«. Der Begriff bezeichnet den Prozess des Verlernens ungesunder Bewältigungsstrategien, wie des Unterdrückens von Impulsen und Bedürfnissen, sowie die Integration natürlicher neurodivergenter Verhaltensweisen wie Stimming. Unmasking ist im Grunde die Heilung des People-Pleaser-Verhaltens. Dabei handelt es sich um eine intuitive Verhaltensstrategie, um nicht aufzufallen oder sozial ausgegrenzt zu werden.

Die Vergesslichkeit, Ablenkbarkeit und Desorganisation sind stark zurückgegangen, da ich ein eigenes Büro habe und mir meine Arbeitszeiten selbst einteilen kann. Der Hyperfokus hat sich für mich gesteigert, aber ich habe auch einen gesunden Umgang damit gefunden. Ich nutze meine Dopex-Matrix (siehe Kapitel »Anti-Aufschieben«) und teile meine Arbeitssprints selbst ein. Das bedeutet, dass ich kurze hoch konzentrierte Arbeitsphasen habe und danach eine kurze Pause mache. Ich arbeite in diesen kurzen Phasen maximal vier Stunden und mache dann eine mehrstündige Pause, bevor ich am Abend noch ein paar Stunden weiterarbeite. Ich habe Systeme für mich entwickelt und mir Hilfsmittel besorgt, um genug zu trinken und rechtzeitig zu essen. Ich achte auf die inneren Signale meines Körpers, die mich zum Beispiel daran erinnern, regelmäßig auf Toilette zu gehen. Meine Ablehnungs- und Kritikdysphorie (AKD) habe ich minimieren können, da das positive Feedback, das ich für meine Arbeit bekomme, negative Kommentare oder auch Fehler überwiegt. Meine Emotionsregulation hat sich durch die Stressreduktion und eine Meditationsroutine verbessert. Das überträgt sich auch auf andere Bereiche, wie zum Beispiel auf meine Beziehung. Ich kann mit vielen Dingen gelassener umgehen als früher.

Meine mentale Unruhe hat sich vor ein paar Jahren noch in Grübeln und Overthinking manifestiert und meine Angststörung gefüttert. (Overthinking ist englisch und bedeutet, dass man Situationen immer und immer wieder durchdenkt und sich damit selbst stresst, weil es zu keiner Lösung führt.) Auch das konnte ich in gesündere Bahnen lenken, indem ich mir keine Sorgen mehr darüber mache, was alles schiefgehen könnte. Ich nutze meine »mentale Unruhe«, um kreative Ideen zu generieren. Ich habe dadurch zeitweise immer noch Ein- und Durchschlafprobleme, aber sie sind viel geringer geworden. Durch andere Übungen wie Journaling kann ich besser schlafen. Meine körperliche Unruhe hat sich gesteigert, weil ich meinem Körper Bewegung erlaube und Impulse nicht mehr unterdrücke. Wenn ich am Schreibtisch sitze und konzentriert arbeite, wechsle ich alle paar Minuten die Sitzposition oder wippe mit Oberkörper oder Kopf hin und her, weil ich weiß, dass mein Körper das braucht. Außerdem mache ich zwischen meinen Arbeitssprints kurze Pausen von drei bis fünf Minuten, um zu meinen Lieblingsliedern zu tanzen. Danach kann ich wieder entspannter an die Arbeit gehen. Das wäre in einem »normalen« Arbeitsumfeld wahrscheinlich nicht möglich oder würde Kritik nach sich ziehen.

In der Vergangenheit wurde meine subtile Rastlosigkeit oft negativ kommentiert, weshalb ich gelernt habe, sie zu unterdrücken, um andere nicht zu nerven und nicht kindlich zu wirken. Meine Sprechweise wurde im Laufe meines Lebens oft kritisiert. Ich spreche vielen Menschen zu schnell oder zu wenig zusammenhängend. Da meine Kernkompetenz jetzt darin besteht, Aufklärungsvideos zu erstellen, merke ich, wie stark mich mein ADHS-Gehirn einschränkt. Wenn man sich im Alltag mit mir unterhält, würde das kaum auffallen. Aber wenn ich Videoinhalte produziere, in denen ich Sachverhalte kurz und pointiert erklären will, möchte ich nicht zehn Minuten um den heißen Brei herumreden. Als ich damit angefangen habe, Erklärvideos zu filmen, benötigte ich für 90 Sekunden Inhalt manchmal zwei bis drei Stunden. Ich hatte Mühe, die wenigen Sätze ohne »Ähms« und ständiges Verhaspeln aufzunehmen. Ich wurde mit den Jahren besser, merke aber immer noch, dass ich große Probleme mit meinem Arbeitsgedächtnis habe. Das zeigt sich darin, dass ich mehrere Anläufe benötige, um etwas auf den Punkt zu bringen.

Meine sensorischen Probleme haben sich ebenfalls gesteigert. Das ist auch ein Ergebnis des Unmaskings. Ich versuche, meine sensorische Sensibilität nicht mehr zu missachten, da ich psychisch und physisch krank werde, wenn ich das tue. Ich nutze geräuschreduzierende Ohrstöpsel und spezielle Kopfhörer, um mich vor bestimmten Geräuschen und Lärm zu schützen. Ich achte auch viel mehr auf andere sensorische Bedürfnisse, wodurch diese Facette in ihrer Ausprägung stärker geworden ist. Meine Impulsivität ist zurückgegangen. Sie zeigte sich bei mir nicht nur in Emotionalität, sondern auch in unüberlegtem Handeln. Oft sagte ich Termine zu, die ich gar nicht einhalten konnte, oder übernahm bereitwillig Aufgaben, für die ich keine Kapazitäten hatte.

Anleitung zur Erstellung deines persönlichen ADHS-Spektrums

Die Ausprägung der Neurodivergenz ADHS ist dynamisch und zeigt sich in jedem Lebensbereich anders. Vielleicht bist du an der Arbeit absolut strukturiert und kannst Ordnung halten, dafür hast du aber Probleme, private Termine einzuhalten oder dich in deiner Freizeit zu organisieren. Wähle einen bestimmten Lebensbereich (z. B. Job, Beziehung, eigene Bedürfnisse) aus und gehe die Liste der 25 ADHS-Facetten durch: Welche schränken den konkreten Bereich am meisten ein? Wähle zwölf Punkte aus und notiere sie. Evaluiere für dich persönlich mithilfe der Reflexionsfragen, wie stark die Herausforderung ausgeprägt ist oder wie viel Leidensdruck sie dir verursacht. Sobald du dein Ergebnis visualisiert hast, entscheide, welche Verbesserung den größten Einfluss auf andere Facetten hätte. Dann kannst du schrittweise an dem arbeiten, was dich am meisten einschränkt. Du kannst auch sechs Merkmale auswählen, die dich in mehreren Lebensbereichen einschränken und dich darauf fokussieren.

Mein ADHS-Spektrum

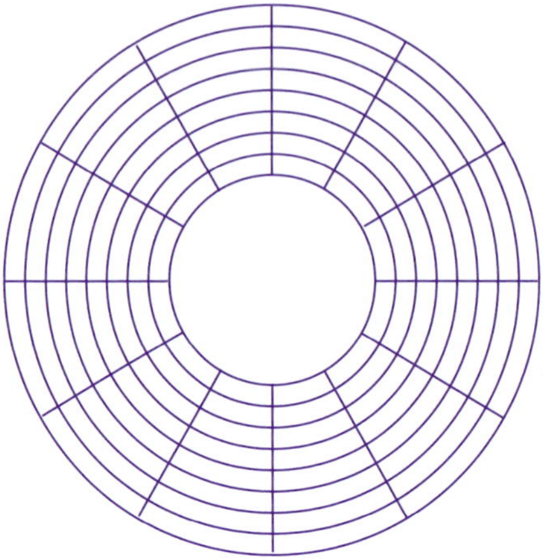

Herausforderungen:

- ○ ....
- ○ ....
- ○ ....
- ○ ....
- ○ ....
- ○ ....
- ○ ....
- ○ ....
- ○ ....
- ○ ....
- ○ ....
- ○ ....

HOCHSENSIBILITÄT – DIE VERARBEITUNGSSENSITIVE NEURODIVERGENZ

Dr. Elaine Aron prägte Ende der 1990er Jahre den Begriff der Hochsensibilität. Die wissenschaftliche Bezeichnung ist sensorische Verarbeitungssensitivität (SVS, Engl.: Sensory Processing Sensitivity, SPS). Dieses Merkmal soll man bei 15 bis 20 Prozent der Bevölkerung beobachten können. Individuen mit einer SVS zeigen eine stärkere emotionale Reaktionsfähigkeit und eine tiefere Verarbeitung sensorischer Reize. Aus Gründen der Vereinfachung werde ich im Folgenden den Begriff Hochsensibilität benutzen.

Nach Aron ist Hochsensibilität von vier Kerneigenschaften geprägt:

- Tiefe der Verarbeitung von Reizen,
- schnellere Überlastung durch Reize,
- emotionale Intensität und
- sensorische Sensibilität.

Das Spektrum der Hochsensibilität besteht zum Großteil aus den sensorischen Sensibilitäten sowie speziellen Persönlichkeitsmerkmalen, die Elaine Aron hochsensiblen Menschen zuschreibt. In ihrem Buch *Sind Sie hochsensibel?* erklärt sie, dass Menschen mit einer sensorischen Verarbeitungssensitivität gewissenhaft und genau sind. Außerdem haben sie eine ausgeprägte Empathiefähigkeit und ein starkes Bedürfnis nach Harmonie. Der große Gerechtigkeitssinn hochsensibler Menschen wird zusätzlich hervorgehoben. Durch eine französische Studie mit über 800 Teilnehmenden wurden drei Aspekte der Hochsensibilität identifiziert:

- eine niedrige Wahrnehmungsschwelle,
- die Tendenz, sich von Reizen überfordert zu fühlen, sowie
- ästhetische Empfindsamkeit.

Eine niedrige Wahrnehmungsschwelle bedingt die Neigung zu einer Übererregung und gleichzeitig ästhetische Empfindsamkeit. In Selbsthilferatgebern für hochsensible Menschen werden Eigenschaften wie Kreativität oder Gerechtigkeitssensitivität beschrieben. Diese Merkmale konnten besonders bei ADHS und Autismus in Studien nachgewiesen werden.

Das hochsensible Nervensystem

Eine hohe Sensibilität gegenüber äußeren und inneren Reizen ist ein zentrales Merkmal der angeborenen Neurodivergenz ADHS und bestimmter Ausprägungen von Autismus. Auch die erhöhte Sensibilität bei der Wahrnehmung von Ungerechtigkeit ist eine Gemeinsamkeit der drei Neurodivergenzen. Sie wurde bereits in mehreren Studien untersucht. Menschen mit einer stark ausgeprägten Hochsensibilität können subtile zwischenmenschliche Signale in Mimik, Körpersprache und Stimmlage identifizieren und die dazugehörigen Emotionen verstehen und spüren. Diese Anlage kann dazu führen, dass das hochsensible Nervensystem leichter überreizt als das neuronormativer Menschen.

- **Hören (starke Lärmempfindlichkeit):** Bereits sehr leise Geräusche können wahrgenommen werden, längere Beschallung kann zu somatischen und psychosomatischen Erkrankungen führen.
- **Sehen (Bildeindrücke):** Visuelle Eindrücke wie bunte Farben, aber auch komplexe Eindrücke wie Menschenmassen (z. B. Einkaufszentrum) können überreizen.

TEST

Bist du hochsensibel?

Der folgende Selbsttest orientiert sich an wissenschaftlichen Skalen und gibt einen ersten Hinweis auf Hochsensibilität. Bewerte, ob und wie sehr jede einzelne Aussage auf dich zutrifft und addiere die Punktzahlen. Wenn du mehr als 24 Punkte erzielst, bist du wahrscheinlich hochsensibel.

Aussage	**Nein**	**Eher Nein**	**Eher Ja**	**Ja**
Ich fühle mich durch Licht, Geräusche, Gerüche und bestimmte taktile Empfindungen schnell gestört.	0	1	2	3
Ich bemerke subtile Veränderungen in meiner Umgebung.	0	1	2	3
Ich reagiere sensibel auf Stimmungen.	0	1	2	3
Ich reagiere sehr emotional, positiv wie negativ.	0	1	2	3
Ich bin leicht gerührt oder bewegt.	0	1	2	3
Meine Mitmenschen beschreiben mich als sensibel.	0	1	2	3
Ich baue tiefe, bereichernde Beziehungen zu anderen Menschen auf.	0	1	2	3
Ich nehme die Gefühle anderer Menschen wahr.	0	1	2	3
Ich habe häufig das Bedürfnis, mich zurückzuziehen, um mich von äußeren Anforderungen zu erholen.	0	1	2	3
Ich schätze Kunst, Musik, Literatur und andere ästhetische Erfahrungen.	0	1	2	3

Hast du alle 30 Punkte erreicht oder liegst du immerhin über 24 Punkten? Dann lerne in den folgenden Kapiteln mehr über das hochsensible Nervensystem und wie du deine hochsensiblen Bedürfnisse erkennst. Erkenntnis ist der erste Weg zur Besserung. Indem du reflektierst, was dein Nervensystem stresst, kannst du lernen, besser auf dich zu achten.

- **Sehen (Helligkeit):** Hohe Sensitivität gegenüber grellem oder flackerndem Licht kann zu Überreizung führen.
- **Riechen:** Überdurchschnittliche Wahrnehmung bei feinen oder kaum wahrnehmbaren Gerüchen kann zu sensibler Empfindung bei bestimmten Aromen und Körperreaktionen wie Übelkeit oder Kopfschmerzen führen.
- **Schmecken (Geschmack und Konsistenz von Speisen):** Sehr ausgeprägter Geschmackssinn, auch wenige Gewürze und Geschmacksstoffe können als überaus intensiv wahrgenommen werden; Reize im Mund, wie die Konsistenz bestimmter Speisen, können als überreizend wahrgenommen werden.
- **Fühlen (taktile Reize):** Spezielle Stoffe und Oberflächen werden als sehr unangenehm empfunden, Berührungen können zeitweise zu sensorischer Überforderung führen.
- **Fühlen (Temperatur):** Etwas höhere sowie auch niedrigere Temperaturen können als sehr unangenehm bis schwer ertragbar empfunden werden.
- **Fühlen (Interozeption):** Die körperinnere Wahrnehmung kann derart sensibel sein, dass Hunger, Schmerzen, Hormonausschüttungen sowie zum Beispiel der Eisprung oder der eigene Herzschlag als sehr unangenehm empfunden werden und zu Überreizung führen können.
- **Fühlen (Propriozeption):** Der eigene Körper wird sensibel im Raum wahrgenommen, wodurch sportliche Betätigung schnell zu Übelkeit führen kann.
- **Fühlen (Gleichgewichtssinn):** Fahrgeschäfte wie Karussells werden ungern genutzt. Bei sehr starker Ausprägung können bereits Autofahrten zu körperlichen Beschwerden oder Angstgefühlen führen.
- **Fühlen (Emotionen):** Reize aus der Umwelt können einen starken emotionalen Einfluss haben. Das kann beim Sehen negativer Nachrichten oder von Horror- oder Thriller-Filmen der Fall sein. Auch die emotionalen Reaktionen anderer Menschen werden stärker verarbeitet und können Unwohlsein verursachen.

- **Gerechtigkeitssensitivität (erhöhte Sensibilität für moralische und ethische Grundsätze):** Menschen mit ausgeprägter Gerechtigkeitssensitivität neigen dazu, auf Ungerechtigkeiten empfindlich zu reagieren.

Weitere Merkmale sind die Sensibilität für die Schönheit des Lebens, erhöhte Empathiefähigkeit und Mitgefühl sowie Sensibilität bei Kritik und Ablehnung. Die emotionale Reaktion auf Kunst oder Musik ist intensiver als bei neuronormativen Menschen und kann sich in körperlichen Anzeichen wie Gänsehaut oder Tränen zeigen. Die affektive Empathie ist stark ausgeprägt. Das zeigt sich im Mitgefühl für andere Menschen, aber auch gegenüber Tieren. Hochsensible Menschen empfinden häufig eine Art »Weltschmerz« durch subjektiv wahrgenommene Ungerechtigkeiten in der Welt. »Hyperempathie« kann im Alltag und im Zwischenmenschlichen sehr anstrengend sein. Dabei können die Gefühle anderer Menschen nicht von den eigenen unterschieden werden und Betroffene haben Schwierigkeiten, sich abzugrenzen.

Das typische ADHS-Phänomen der »Ablehnungs- und Kritikdysphorie« scheint auch bei hochsensiblen Menschen stark ausgeprägt zu sein. Emotionen wie Angst, Scham und Traurigkeit werden bei subjektiv wahrgenommener Ablehnung und Kritik schneller und stärker ausgelöst als bei neuronormativen Menschen.

Reflexionsfragen zu deinen hochsensiblen Bedürfnissen

Diese Reflexionsfragen helfen dir dabei, deine Herausforderungen strukturiert zu betrachten und herauszukristallisieren, welche Merkmale in deinem Alltag besonders ausgeprägt sind. Es kann hilfreich sein, vor der Beantwortung der Fragen einen erneuten Blick auf die Lebensbereiche im Kapitel »Inventur, Stress und Emotionen« zu werfen.

Befolge die drei Schritte zur Reflexion und nutze dabei folgende Bereiche:

- Liebe/Beziehung,
- Haushalt/Familie,
- Freundschaft,
- Arbeit/Kollegschaft und
- Öffentlichkeit.

Gehe diese Bereiche Stück für Stück durch und überlege bei jedem, in welcher Situation deine hochsensitive Wahrnehmung dein Leben beeinflusst. Beachte darüber hinaus, mit welchen Menschen du zu welcher Tageszeit eventuell interagierst.

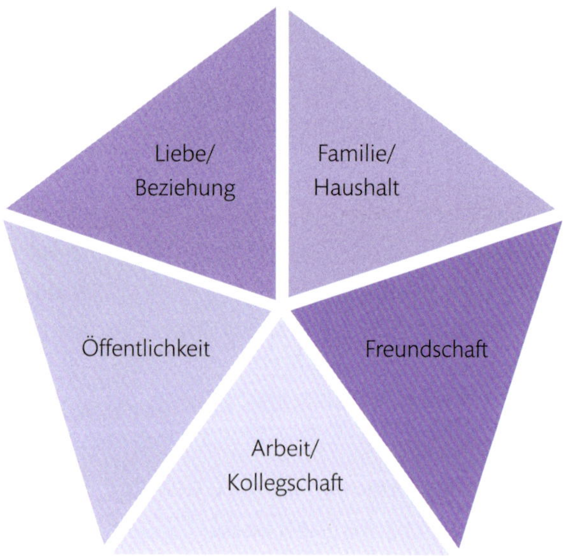

Wenn du deine Wahrnehmung reflektiert hast, nutze die Methoden aus dem Kapitel »Anti-Aufschieben« oder trainiere eine positive Denkweise mit den Anleitungen im Kapitel »Stärken bei AHA-Neurodivergenz und Mindset-Tools«.

Im Folgenden findest du eine Liste mit Fragen, um deine hochsensiblen Bedürfnisse zu reflektieren. Nimm dir alle fünf Bereiche nacheinander vor und beantworte die folgenden Fragen schriftlich.

- In welchen Situationen bist du besonders empfindsam?

  ....

  ....

  ....

- Welche Menschen, Orte oder Umgebungen, die mit dem Bereich in Verbindung stehen, stressen dein sensitives Nervensystem?

  ....

  ....

  ....

- Hören: In welchen Situationen oder an welchen Orten bist du besonders lärmempfindlich? Welche Geräusche stressen dich hochgradig?

  ....

  ....

  ....

- Sehen (Komplexität der Bildeindrücke): Welche Eindrücke, Bilder und Farben stressen dich?

  ....

  ....

  ....

- Sehen (Helligkeit): Wann schmerzen dich Helligkeit oder intensive Eindrücke?

- Riechen: Welche Gerüche und Aromen stressen dein Nervensystem?

- Schmecken (Geschmack und Konsistenz von Speisen): Wobei bist du besonders empfindlich: Zucker, Salz, Gewürze oder Geschmacksverstärker? Welche Konsistenzen kannst du nicht ertragen?

- Fühlen (taktile Reize): Welche Stoffe und Oberflächen meidest du? Welche empfindest du als angenehm? Wie gern hast du Berührungen und gibt es bestimmte Situationen, in denen sie dich überreizen?

- Fühlen (Temperatur): An welchen Orten macht dir die Umgebungstemperatur zu schaffen?

- Fühlen (Interozeption): Wie sensitiv reagierst du auf innere Vorgänge wie Schmerzen, Hunger oder Unterzuckerung auf einer Skala von 1 bis 10?

....

....

- Fühlen (Propriozeption): Wie angenehm bzw. unangenehm sind bestimmte Bewegungen oder Sportarten für dich?

....

....

- Fühlen (Gleichgewichtssinn): Welche Umstände sind für dich besonders unangenehm (Auto oder Bahn fahren, Karussell fahren, im Flugzeug fliegen usw.)?

....

....

- Fühlen (Emotionen): Welche Emotionen verarbeitest du besonders oft (siehe ETWAS-Analyse)?

....

....

- Gerechtigkeitssensitivität: Auf welche Ungerechtigkeiten reagierst du besonders empfindlich?

....

....

Es gibt auch Reize, die das sensitive Nervensystem in Stress versetzen können, deren Wahrnehmungskanäle in Relation zu anderen Menschen stehen. Dazu findest du hier Beispiele, anhand derer du dein eigenes Empfinden reflektieren kannst:

HSP-Merkmal	Beispiele
Hören	Eine andere Person atmet zu laut, summt oder macht Geräusche. Eine andere Person ist bei Tätigkeiten forsch und macht vermeidbaren Lärm. Eine andere Person möchte stets laute Musik oder den Fernseher im Hintergrund laufen lassen. Der Lärmpegel an bestimmten Orten ist sehr hoch (z. B. Arbeitsmaschinen, Menschen, Kindergeschrei, Straßenlärm).
Sehen (Komplexität der Bildeindrücke)	Eine andere Person spielt mit etwas herum. Zu viele visuelle Eindrücke am Tag (Menschen, Meetings, Tafelbilder, Präsentationen etc.) prasseln auf dich ein. Eine nahestehende Person möchte gern ins Kino zu einem Horror- oder Actionfilm einladen.
Sehen (Helligkeit)	Die Bilder/Lichtverhältnisse des Handys reizen. Eine nahestehende Person möchte gern in Clubs mit intensiven Lichtshows (Stroboskoplicht etc.) gehen.
Riechen	Parfüms, Deos und generell Düfte (Kerzen, Raumsprays) überreizen Zigarettenrauch Geruch von Alkohol Geruchsbelästigungspegel auf der Straße, in öffentlichen Verkehrsmitteln, Gebäuden
Schmecken (Geschmack)	Eine andere Person möchte nur in Restaurants gehen, die scharfe oder stark gewürzte Speisen anbieten.
Schmecken (Konsistenz von Speisen)	Eine andere Person bietet stets Lebensmittel oder Speisen mit seltsamer Konsistenz an (oder zu salzig, zu süß …).

HSP-Merkmal	Beispiele
Fühlen (taktile Reize)	Eine andere Person möchte körperliche Zuneigung, doch Berührung überreizt momentan. Händeschütteln/Handschlag Das Vorbeidrängen in Menschenmassen
Fühlen (Temperatur)	Eine andere Person hat eine andere Präferenz bezüglich der Umgebungstemperatur.
Fühlen (Interozeption)	Eine nahestehende Person hat keine so sensitive Wahrnehmung und Verarbeitung bei Hunger, Schmerz etc.
Fühlen (Propriozeption)	Eine nahestehende Person mag sportliche Betätigung und möchte dich dazu animieren, mitzumachen.
Fühlen (Gleichgewichtsinn)	Eine nahestehende Person mag Karussells und Rummel-Fahrgeschäfte und möchte, dass du mit ihr teilnimmst.
Fühlen (Emotionen)	Andere Personen sind entweder selbst sehr sensibel (Traurigkeit, Weinen) oder können ihre eigenen Emotionen nicht oder nur schlecht regulieren (Frustration, Wut).

INVENTUR, STRESS UND EMOTIONEN

Die meisten Menschen denken bei Stress an lange To-do-Listen, den ständigen Druck, berufliche Ziele zu erreichen, finanzielle Verpflichtungen zu erfüllen und den gesellschaftlichen Erwartungen zu entsprechen. Das, was neurodivergente Nervensysteme aber bereits »stresst«, ist den wenigsten wirklich bewusst. In diesem Kapitel lernst du, was alles zum Thema »Stress bei Neurodivergenz« gehört. Die detaillierten Beschreibungen helfen dir bei noch tieferen Einblicken. Weitere Tools, wie das »Stress-Thermometer« oder das »Anti-Virus-Programm für Gehirn-Trojaner«, helfen dir, besser auf dich zu achten und zu reflektieren. Das schenkt dir langfristig mehr Entspannung und Gelassenheit im Alltag. Du lernst außerdem das Regulationsverhalten des Stimmings kennen, mit dem du Stress und Emotionen besser verarbeiten kannst.

Mit der Bedürfnispyramide und dem Lebensrad als Basis kannst du strukturiert an die Arbeit gehen. Du analysierst, wo offene und versteckte Schwierigkeiten liegen, indem du eine Inventur durchführst. Damit kannst du konkrete Herausforderungen deiner Neurodivergenz im Detail betrachten und effektive Lösungen erarbeiten. Deine Erkenntnisse dokumentierst du im Notizbuch, das du dir angelegt hast. So kannst du deinen Wissens- und Weiterentwicklungsstand überprüfen. Mit der Werteliste findest du deine persönlichen Anker heraus. »Afformationen« werden dir als nützliches Werkzeug zur kreativen Reflexion dienen.

Bedürfnispyramide

Vielleicht hast du schon einmal etwas von der Bedürfnispyramide nach Maslow gehört. Dieses Modell hilft dir zu verstehen, welche deiner Bedürfnisse erfüllt sein müssen, bevor die Wünsche und das Verlangen, die weiter oben angesiedelt sind, in den Vordergrund treten. Da das neurodivergente Nervensystem oft viel sensibler auf Eindrücke und Anforderungen der Umwelt reagiert, müssen wir besonders darauf achten, dass unsere Basisbedürfnisse erfüllt sind. So schaffen wir es, uns nicht zu ärgern oder sogar voller Selbsthass dafür zu verurteilen, dass wir bestimmte Dinge manchmal nicht tun können.

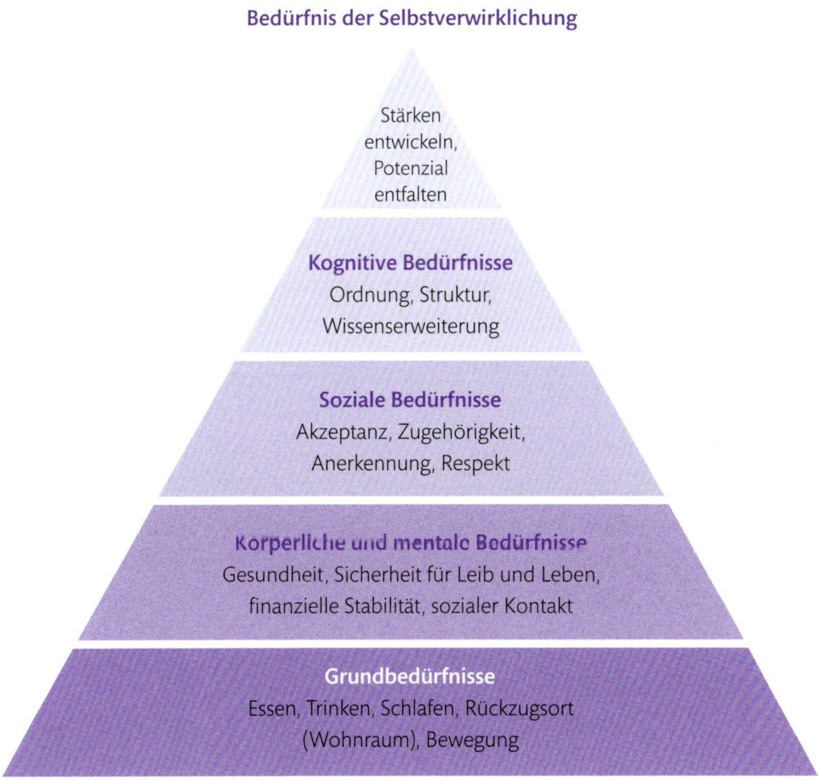

Im Folgenden lernst du die verschiedenen Ebenen genauer kennen und erfährst, warum Neurodivergente manchmal Probleme mit einigen davon haben. Zusätzlich gibt es Tipps zu jedem Bedürfnis und den damit einhergehenden Herausforderungen. Neurodivergent-gehirn-gerecht zeige ich dir außerdem die Gründe auf, warum die Tipps funktionieren. Für Menschen mit ADHS und Autismus ist es enorm wichtig, die logischen und rationalen Gründe hinter etwas zu verstehen, denn das kurbelt unser Gehirn erst richtig an. Die präsentierten Tipps dienen nicht nur als Werkzeugkasten für den Alltag, sondern auch als Schlüssel zu einer tieferen Selbstkenntnis und effektiven Selbstverwaltung. Insgesamt bieten sie eine Inspiration für ein gesünderes und erfüllteres Leben mit Neurodivergenz.

Grundbedürfnisse

Körper

Die Herausforderung liegt im Konzentrationsextrem und der geminderten Interozeption: Menschen mit ADHS-Gehirn vergessen oft zu essen und zu trinken, wenn sie im Hyperfokus sind. Dann wird sogar die körperinnere Wahrnehmung unterdrückt. Hier sind Empfehlungen, dem entgegenzuwirken:

- Erinnerungen durch Smart Speaker und Sprachassistenzen,
- Erinnerungen durch auditive Reize,
- Erinnerungen durch andere Menschen (die eine bessere Zeitwahrnehmung haben),
- Feedback von Mitmenschen (für manche Betroffenen schneller und positiver aufzunehmen als digitale Erinnerungen),
- Erinnerung durch Fitnessarmbänder, die vibrieren und auf dem Display anzeigen, dass man sich beispielsweise bewegen soll, oder
- ein externer taktiler und visueller Reiz, um die Konzentration kurz auf etwas anderes zu lenken, da man von selbst nicht daran denken würde.

Herausforderung: gesunde Schlafhygiene

Neurodivergente Menschen haben oft mit Ein- und Durchschlafproblemen zu kämpfen. Es klingt banal, aber der qualitative Schlaf hat einen immensen Einfluss darauf, wie wir Stressoren tagsüber aushalten und verarbeiten können. Altbewährte Tipps für einen guten Schlaf sind eine gute Sauerstoffzufuhr im Schlafraum, eine Stunde vor dem Schlafengehen kein blaues Licht mehr wahrzunehmen (Handy, TV, PC ...) oder die Gedanken des Tages niederzuschreiben. Ein weiterer Tipp ist, den Schlaf anhand von Apps zu tracken: Durch die visuelle Darstellung der Daten lässt sich der Schlaf besser nachvollziehen (z. B. erinnern sich viele am Ende des Tages nicht, ob sie gut oder schlecht geschlafen haben). Durch eine App lässt Schlaf sich quantifizieren. Ein niedrigerer Score gibt dann einen Anreiz, eher ins Bett zu gehen, um am nächsten Tag eine bessere »Punktzahl« zu bekommen. Den Bestwert zu verbessern, hat Wettbewerbs- und Spielcharakter, was besonders für Neurodivergente interessant ist, die nach dem NAWI-Prinzip funktionieren.

Herausforderung: eigener Rückzugsort

Für Neurodivergente ist ein sicherer Wohnraum essenziell für die Gesundheit. Eine feindliche Nachbarschaft oder starke Lärmbelästigung durch Nachbar:innen, aber auch die umgebende Infrastruktur (etwa Lärm von Straßenbahn, S-Bahn usw.) kann das neurodivergente Nervensystem auf Dauer stark belasten.

Für manche Menschen ist ein persönlicher Rückzugsort fast schon Luxus. Wird der Wohnraum mit anderen Menschen geteilt, kann jedoch ein kleiner visuell abgetrennter Bereich bereits Entspannung verschaffen.

- Aufteilung eines Raumes mithilfe eines auf einem Drahtseil gespannten Tuches oder durch große Wandbehänge
- Regale, die visuell abschirmen
- Zur Geräuschabschirmung: Noise-Cancelling-Kopfhörer

Herausforderung: Bewegung und Sport

Menschen mit ADHS-Gehirn stehen nicht selten vor der Hürde, ins Tun zu kommen, wenn sie Sport machen möchten. Wenn nicht sofort alles bereitliegt, kann das bereits dazu führen, dass sie keinen Sport treiben und sich nicht bewegen. Folgendes hilft hierbei:

- bereits vorher Sachen und Schuhe für den Sport oder Spaziergang bereitlegen,
- Apps zur Motivationssteigerung: Diese Apps gestalten den Spaziergang als unterhaltsames Erlebnis, das Spaß macht. Beispielsweise Apps, bei denen man etwas sammeln oder fangen kann (so kann man auch seine Umgebung und Heimatstadt besser kennenlernen und mit Spaß erkunden).
- Apps, die die Route tracken – sie können als Wettbewerb wahrgenommen werden.

Eine weitere Empfehlung ist das Hobby Geocaching. Hochsensiblen Menschen sind manche Sportarten zu viel, weshalb Spaziergänge besonders zu empfehlen sind.

Beim Laufen in der Natur können sich die Augen erholen. Besonders das Grün in Parks und Wäldern wirkt beruhigend auf das Nervensystem. Beim Spazierengehen oder Joggen im Wald wird das Hormon BDNF ausgeschüttet, das Depressionen vorbeugt und hilft, diese zu vermindern.

Mentale Sicherheit

Die psychische Sicherheit ist ein spezielles Thema für neurodivergente Menschen. Bei vielen Betroffenen treten Begleiterscheinungen wie die spezielle Angststörung »Ablehnungs- und Kritikdysphorie« auf. Deshalb ist eine sichere soziale Umgebung wichtig für ihre mentale Gesundheit.

Körperliche Sicherheit

Neurodivergente Menschen müssen in extremen Fällen Angst haben, dass ihre körperliche und psychische Unversehrtheit in Gefahr ist, da ihre verbale und nonverbale Kommunikation neuronormative Menschen oft emotional reizt. Es kann hilfreich sein, Erklärungen dafür vorzubereiten, sollte sich eine solche Situation einmal ergeben.

Finanzielle Stabilität

Finanzielle Sicherheit hat einen großen Einfluss darauf, ob neurodivergente Menschen körperlich und mental gesund sind oder ob sie Komorbiditäten wie Depressionen oder Angststörungen entwickeln. Sie trägt dazu bei, dass ein neurodivergenter Mensch Ruhe und kognitive Ressourcen hat, um eigene Stärken herauszufinden, zu entwickeln und einzusetzen, und gleichzeitig genügend Zeit für Regenerationsphasen findet.

Sozialer Kontakt

Menschen sind Herdentiere und benötigen andere Menschen um sich herum. Da Menschen mit einer angeborenen Neurodivergenz eine Neurominderheit sind, ist es schwieriger, Gleichgesinnte zu finden, die ähnlich funktionieren wie sie selbst. Es kann eine große Herausforderung sein, Freundschaften einzugehen und zu pflegen.

Nicht sprechen

Besonders autistische Menschen benötigen Auszeiten, in denen sie nicht sprechen müssen. Schweigezeiten sind bei Autismus sehr gut für die mentale Gesundheit (das können introvertierte Menschen, die nicht neurodivergent sind, auch gut nachvollziehen). Gegebenenfalls kann auf schriftliche/digitale Kommunikation ausgewichen werden.

Spezialinteresse und Hyperfixations-Zeit

Die Beschäftigung mit einem Spezialinteresse ist für ADHS-neurodivergente und autistische Menschen ein großer Pfeiler der mentalen Gesundheit. Ein Spezialinteresse könnte von außen aussehen wie ein Hobby, aber es ist bei Neurodivergenz viel mehr: Mit dem Spezialinteresse können wir unser Nervensystem regulieren und Stress abbauen. Das Spezialinteresse kann auch mit einer Art Stimming zusammenhängen, wie zum Beispiel Häkeln (Hände bewegen), aber das betrifft auch eher passive Interessen wie Serien schauen und analysieren.

Soziale Bedürfnisse

Der Mensch ist ein soziales Wesen und benötigt andere Individuen, um zu überleben. Da Menschen mit einer angeborenen Neurodivergenz wie ADHS oder Autismus in der Minderheit sind, haben sie oft bereits seit ihrer Kindheit Gefühle der Isolation. Die Digitalisierung ist ein großer Segen für Neurominderheiten, denn sie ermöglicht eine verbesserte soziale Vernetzung und Kommunikation. Durch Onlineplattformen können sich Betroffene austauschen und in unterstützenden Gemeinschaften engagieren. Diese Technologien haben dazu beigetragen, Barrieren zu reduzieren und den Zugang zu Informationen zu erleichtern. In Online-Communitys fühlen sich viele Neurodivergente das erste Mal in ihrem Leben verstanden und nicht mehr allein. Dazu gehören:

- Facebook-Gruppen (Stichwörter ADHS, Autismus, Hochsensibilität, Neurodiversität),
- Discord-Server (Chat-Server bestimmter neurodivergenter Content-Creator:innen) und
- Instagram- und TikTok-Kanäle neurodivergenter Creator:innen (Austausch in den Kommentaren).

Zudem gibt es in immer mehr Städten Selbsthilfegruppen für neurodivergente Menschen. Dort können sie Gleichgesinnte finden und nicht nur ein Gefühl der Zugehörigkeit und Akzeptanz erfahren, sondern auch Anerkennung und Respekt für ihre Art des Seins.

Kognitive Bedürfnisse

Die kognitiven Bedürfnisse sind ein essenzieller Aspekt im Streben nach persönlichem Wachstum und intellektueller Erfüllung. Klare Strukturen und Ordnung sind grundlegende kognitive Bedürfnisse, die einen stabilen Rahmen für geistige Aktivitäten bieten. Ein aufgeräumter Arbeitsplatz oder eine aufgeräumte Wohnung beugen Stress vor, fördern den Selbstwert sowie das Gefühl von Kontrolle. Ordnung sorgt für eine bessere Konzentration und unterstützt die Erholung und Entspannung. Besonders für ADHS-neurodivergente Menschen kann es schwierig sein, diese Bedürfnisse zu erfüllen, wenn sie keine Unterstützung oder richtigen Strategien haben. So kann ein Teufelskreis entstehen, da es für sie eine größere Herausforderung darstellt, Ordnung zu halten, sich aber bestimmte hinderliche ADHS-Symptome durch eine chaotische Umgebung verstärken. Das können unter anderem Aufmerksamkeits- und Konzentrationsprobleme sowie Probleme mit der Emotionsregulation sein. Außerdem hat eine unordentliche Umgebung einen negativen Einfluss auf die mentale Gesundheit. Hier können eine neurodivergent-gehirn-gerechte Einrichtung und Organisation Abhilfe schaffen.

Ein weiteres kognitives Bedürfnis ist die persönliche Erweiterung des Wissens durch beispielsweise Weiterbildung oder persönliche Hobbys. Hier kann der Austausch mit anderen Neurodivergenten über gemeinsame Interessen und Ressourcen hilfreich sein.

Bedürfnis der Selbstverwirklichung

Das Bedürfnis nach Selbstverwirklichung ist eine fundamentale Triebkraft im menschlichen Streben nach persönlichem Wachstum und Erfüllung. Selbstverwirklichung beinhaltet die bewusste Anstrengung, individuelle Stärken und Talente zu erkennen, zu entwickeln und zu entfalten. Ein zentraler Bestandteil ist die Annahme der eigenen Persönlichkeit und Authentizität. Indem man sich selbst akzeptiert und wertschätzt, wie man ist, wird ein solides Fundament für persönliche Entfaltung und Erfolg gelegt. Die Erfüllung des Bedürfnisses nach Selbstverwirklichung ist ein fortwährender Prozess, der Selbstreflexion, Lernen und Anpassung erfordert. Für Menschen mit einer angeborenen Neurodivergenz kann das eine große Herausforderung sein, da sie durch ihr Sein und ihr Denken oft Kritik erfahren oder als »abnormal« oder defizitär gesehen werden. Authentisch zu leben, ist eines der größten Abenteuer, die ein Mensch unternehmen kann, denn es wird nicht immer nur Menschen geben, die individuelle Authentizität zu schätzen wissen.

Für eine Inventur deines Lebens kannst du die Erkenntnisse über die Bedürfnisse in den Leveln der Bedürfnispyramide mit den jeweiligen Lebensbereichen abgleichen. Beispielsweise kannst du prüfen, ob du beim Lebensbereich »Körper« alle Bedürfnislevel erreichst. Auf der Grundstufe beantwortest du die Frage, ob die Grundbedürfnisse deines Körpers erfüllt sind. Auf Stufe zwei kannst du dich fragen, ob die Sicherheitsbedürfnisse erfüllt sind und finanzielle Stabilität gegeben ist, sodass du dich überhaupt um deine körperliche Gesundheit kümmern kannst. Auf der dritten Stufe wäre interessant zu evaluieren, ob du dich von deinen Mitmenschen akzeptiert fühlst. Bei der nächsthöheren Stufe geht es darum, ob du Möglichkeiten hast, dich um deine körperliche Gesundheit zu kümmern oder auch, ob du einen barrierefreien Zugang zu Wissen über einen gesunden Lebensstil hast. Auf der letzten Stufe könnte für deine Selbstverwirklichung stehen, einen gesunden Lebensstil zu führen. Das ist nur ein Beispiel – jeder Mensch gewichtet die Lebensbereiche für sich persönlich unterschiedlich. Soziale Lebensbereiche reflektierst du erst ab Level 3 »Soziale Bedürfnisse«. Damit du dich mit diesem Bereich beschäftigen oder ihn weiterentwickeln kannst, müssen zunächst die weiter unten liegenden Bedürfnisse erfüllt sein.

Lebensbereiche

Um deine eigenen Bedürfnisse und die Ausprägung bestimmter Herausforderungen zu dokumentieren, schauen wir uns konkrete Lebensbereiche an. Die acht Lebensbereiche in der Grafik auf der nächsten Seite sind ein Vorschlag, anhand welcher Ebenen du dein Leben betrachten kannst.

Das Lebensrad kann auch andere Facetten beinhalten oder du kannst die einzelnen Bereiche weiter aufteilen. Hier sind weitere Beispiele:

- Lieblingsmensch (anstatt Liebe und Beziehung),
- eigene Bedürfnisse und Selbstfürsorge (siehe Bedürfnispyramide),
- Spiritualität und Religion,
- Hobbys und Selbstverwirklichung,
- Spaß, Abenteuer und Erfahrungen,
- Altruismus und Beitrag in der Gesellschaft,
- Lernen und Wissenserwerb,
- ...

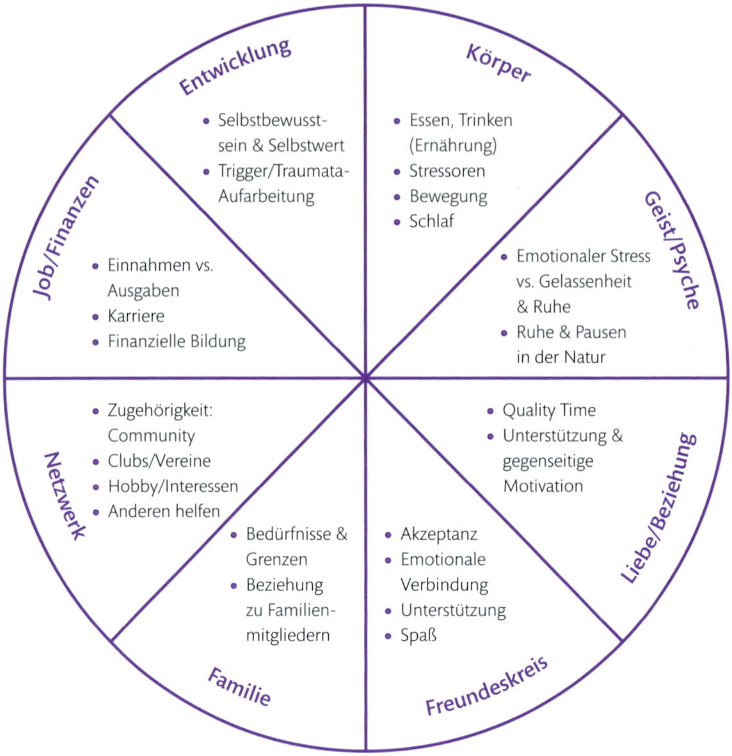

Das Lebensrad

Jeder Mensch besitzt Werte, die ihm im Leben eine Richtung geben. Ein weiterer Punkt bei deiner Inventur ist daher die Feststellung deiner Werte. Im nächsten Abschnitt kannst du mit einer detaillierten Liste herausfinden, was dir im Leben wichtig ist und welche Grundsätze dein Denken und Handeln leiten.

Werteliste

Werte sind grundlegende Überzeugungen und Prinzipien, die das Verhalten, die Einstellungen und die Entscheidungen einer Person beeinflussen. Sie machen dich als Mensch aus und können als persönliche Anker, aber auch als eine Art Kompass dienen. Wenn du ganz genau weißt, welche deine individuellen Werte sind, kannst du nicht nur erkennen, warum du mit manchen Menschen nicht so gut auskommst, sondern du lernst dich und deine Bedürfnisse auch besser kennen. Oft wissen wir nicht, warum uns eine Situation oder ein Umstand ärgert, mitnimmt oder stresst. Mit der folgenden Liste kannst du herausfinden, was dir im Leben am wichtigsten ist. Da es gar nicht so einfach ist, aus den beinah 130 Werten nur fünf auszuwählen, kannst du dich in Etappen vorarbeiten. Notiere zuerst diejenigen, mit denen du sehr stark übereinstimmst. Dann kannst du Werte streichen, sodass am Ende nur noch fünf Hauptwerte dastehen. Deine Werte bilden unter anderem die Grundlage für deine Trigger. Mehr zum Thema Trigger findest du im folgenden Abschnitt »Stress: nicht das, was du denkst«. Außerdem benötigst du deine Werte für die Übungen im letzten Kapitel.

A

Abenteuer — abenteuerlustig sein
Abwechslung — Abwechslung im Leben haben
Achtsamkeit — für sich und andere
Aktivität — sportlich aktiv sein, ins Tun kommen
Akzeptanz — Dinge und Menschen so akzeptieren, wie sie sind
Altruismus — anderen helfen, ohne eine Gegenleistung zu erwarten
Anerkennung — Anerkennung von anderen bekommen
Aufgeschlossenheit — Themen und Menschen aufgeschlossen begegnen
Ausdauer — etwas mit Ausdauer tun, durchziehen
Authentizität — authentisch sein, sich nicht für andere verbiegen

B

Begeisterung — sich für Dinge begeistern können
Beliebtheit — bei anderen Menschen beliebt sein
Bescheidenheit — bescheiden sein, mit dem, was man will, oder dem, was man kann
Besonderheit — etwas Besonderes können oder sein
Bildung — gebildet sein

C

Charme — charmant sein

D

Dankbarkeit — dankbar sein für das, was man hat
Distanz — körperliche und emotionale Distanz zu anderen wahren
Disziplin — diszipliniert sein
Dominanz — dominant sein und andere dominieren

E

Effektivität — Aufgaben oder Aktivitäten mit minimalem Aufwand, wenig Zeit oder Ressourcen erledigen
Effizienz — Ziele und Ergebnisse mit den richtigen Entscheidungen und Prioritäten erreichen
Ehrgeiz — ehrgeizig an den eigenen Zielen und Wünschen arbeiten
Ehrlichkeit — die Wahrheit sagen und ehrlich handeln

Eigenständigkeit	von anderen unabhängig handeln
Einfachheit	Komplexität reduzieren, Überflüssiges eliminieren und auf das Wesentliche fokussieren
Einfluss	andere in sozialen, politischen, wirtschaftlichen und persönlichen Kontexten überzeugen
Einfühlungsvermögen	sich in andere einfühlen, Bedürfnisse sehen und Kommunikation sowie Handeln entsprechend anpassen
Empathie	Gefühle, Gedanken und Perspektiven anderer Menschen verstehen und nachempfinden
Engagement	sich aktiv und motiviert in verschiedenen Lebensbereichen einsetzen
Entspannung	Ruhe und Gelassenheit erreichen
Entwicklung	kontinuierliches Wachstum und Fortschritt in diversen Lebensbereichen
Erfolg	Ziele oder eigene Erwartungen erreichen
Expertise	Fachkenntnisse und hohe Kompetenz in einem bestimmten Bereich haben

F

Fairness	andere Menschen gerecht und ausgewogen behandeln
Fantasie	kreativ denken und innovative Ideen entwickeln
Familie	sich innerhalb eines familiären Netzwerks verbunden fühlen (muss nicht die Herkunftsfamilie sein)
Fleiß	hart arbeiten und sich für Ziele einsetzen
Flexibilität	in verschiedenen Situationen und bei Veränderungen anpassungsfähig sein
Freiheit	unabhängig und selbstbestimmt sein und die Möglichkeit haben, Entscheidungen ohne Einschränkungen zu treffen
Freundschaft	sich emotional mit anderen verbunden fühlen und sich gegenseitig unterstützen
Frieden	harmonische, ruhige Atmosphäre, friedfertig sein und Konflikte schnell lösen
Führung	andere leiten, inspirieren und effektiv beeinflussen
Fürsorge	sich um das Wohlergehen anderer und auch seiner selbst kümmern

G

Geduld	entspannt dazu fähig sein, auf langfristige Ergebnisse zu warten
Gemeinschaft	sich einer Gruppe von Menschen zugehörig fühlen und mit ihnen zusammenarbeiten wollen
Genauigkeit	bei der Ausführung von Aufgaben präzise und sorgfältig sein
Genuss	bewusst Dinge genießen und hedonistisch sein

Gerechtigkeit — sicherstellen, dass alle Menschen gleich behandelt werden und die gleichen Chancen haben

Gesundheit — körperlich und geistig wohlauf sein

Gewinnen — in Wettbewerben, Spielen oder anderen Aktivitäten Siege erringen

Gewissheit — sich sicher sein, dass etwas beständig und zuverlässig ist

Glaubwürdigkeit — vertrauenswürdig, aufrichtig und zuverlässig sein

Gleichheit — danach streben, dass alle Menschen die gleichen Rechte, Chancen und Behandlungen erhalten, ohne Diskriminierung

Großzügigkeit — bereit sein, mit anderen zu teilen, zu geben und sie zu unterstützen

H

Harmonie — mit anderen in Gleichgewicht umgehen und harmonisch mit ihnen zusammenarbeiten

Herzlichkeit — mit anderen Menschen warm, empathisch und freundlich umgehen

Hilfsbereitschaft — anderen in Not oder schwierigen Situationen helfen

Höflichkeit — respektvoll und freundlich gegenüber anderen Menschen sein, soziale Normen respektieren

Humor — Spaß verstehen, teilen und schaffen, Komik und Lachen schätzen

I

Idealismus — Ideale, Visionen und höhere Zielen verfolgen, auch wenn sie vielleicht nicht immer praktisch oder realistisch erscheinen

Innovation — neue Ideen und positive Veränderungen herbeiführen

Inspiration — von etwas begeistert sein und dazu ermutigt werden, eigene Ideen zu entwickeln

Intelligenz — verstehen, lernen und Wissen anwenden, kreativ denken

K

Kompetenz — Aufgaben oder Herausforderungen effektiv und fachkundig bewältigen

Kontrolle — Situationen, Verhaltensweisen und Menschen beeinflussen oder Befehle geben

Konzentration — Aufmerksamkeit bewusst auf eine bestimmte Aufgabe oder einen bestimmten Gedanken richten und Störungen ausblenden

Kreativität — originelle Ideen entwickeln, innovative Lösungen finden und sich künstlerisch ausdrücken

L

Leichtigkeit	Aufgaben oder Herausforderungen ohne übermäßige Anstrengung bewältigen
Leidenschaft	sich jemandem oder etwas mit starker Begeisterung und Hingabe widmen
Leistung	etwas für sich selbst oder andere leisten und dabei Erfolge erzielen
Lernen	Wissen erwerben, Fähigkeiten ausbauen und Erfahrungen sammeln
Liebe	tiefes Gefühl der Zuneigung, sich Menschen, Tieren, Dingen oder Idealen verbunden fühlen
Loyalität	Personen, Gruppen oder Prinzipien treu sein und diese jederzeit unterstützen

M

Macht	Einfluss auf andere ausüben, als Autorität angesehen werden
Mäßigung	bewusste Begrenzung bei Konsum oder Verhalten
Motivation	innerer Antrieb, Ziele zu verfolgen und Handlungen durchzuführen
Mut	sich mutig Herausforderungen stellen, Risiken eingehen und gegenüber Schwierigkeiten standhaft bleiben

N

Nächstenliebe	bereit sein, anderen Menschen zu helfen, sie zu umsorgen und ihnen Gutes zu tun
Nähe	anderen Menschen emotional und körperlich nahe sein
Neugier	Neues entdecken wollen, lernen und die Welt erforschen

O

Offenheit	gegenüber neuen Ideen, Perspektiven oder Erfahrungen offen sein
Optimismus	eine positive Grundhaltung haben und das Beste in jeder Situation sehen
Ordnung	Organisation, Struktur und Systematik in verschiedenen Lebensbereichen schätzen
Originalität	Einzigartigkeit, Neuartigkeit und Authentizität schätzen

P

Perfektion	höchste Vollkommenheit und Exzellenz wertschätzen
Privatsphäre	persönliche Intimsphäre wertschätzen
Proaktivität	selbst aktiv handeln und Initiative ergreifen, anstatt passiv zu warten
Professionalität	hohe Qualität, Ethik und Kompetenz im beruflichen Bereich schätzen
Pünktlichkeit	zuverlässig und termingerecht sein

Q

Qualität — Erstklassigkeit und Hochwertigkeit wertschätzen

R

Reichtum — materielle Ressourcen besitzen und in Wohlstand leben

Resilienz — fähig sein, sich von Rückschlägen zu erholen und sich Veränderungen anzupassen

Respekt — anderen Menschen Achtung, Wertschätzung und Höflichkeit entgegenbringen

Ruhe — Stille, Gelassenheit und inneren Frieden schätzen

S

Schnelligkeit — Dinge schnell und effizient erledigen wollen

Schönheit — sich im ästhetischen Sinn von Dingen, Menschen oder Ideen angezogen fühlen

Selbstbewusstsein — sich der eigenen Persönlichkeit, Stärken und Schwächen bewusst sein

Selbstdisziplin — sich selbst kontrollieren, Ziele verfolgen und Verantwortung übernehmen

Selbsterkenntnis — die eigene Persönlichkeit, Stärken, Schwächen, Werte und Motivationen verstehen

Selbstvertrauen — in die eigenen Fähigkeiten vertrauen und Selbstbewusstsein haben

Selbstwirksamkeit — darauf vertrauen, dass es möglich ist, Einfluss auf Ergebnisse und Ereignisse zu haben

Sexualität — mit sich selbst und anderen Menschen eine sexuelle Beziehung eingehen

Sorgfalt — bei der Ausführung von Aufgaben genau sein und Gründlichkeit walten lassen, sich Zeit und Geduld nehmen, Dinge ordentlich zu machen

Sparsamkeit — Ressourcen bewusst und sparsam einsetzen und damit haushalten

Spaß — Freude und Vergnügen an unterhaltsamen Aktivitäten haben

Spiritualität — Sinn, Bedeutung und Transzendenz in religiösen oder spirituellen Überzeugungen suchen

Spontaneität — im Moment handeln, ohne lange darüber nachzudenken

Stärke — physische, emotionale oder mentale Kraft und Durchhaltevermögen haben

T

Tiefgang — die Tiefe, Substanz und Bedeutung von Gedanken, Gefühlen oder Beziehungen wertschätzen

Toleranz — bereit sein, unterschiedliche Meinungen, Überzeugungen oder Verhaltensweisen zu akzeptieren

Tradition — Bräuche, Werte und Praktiken vorheriger Generationen schätzen und fortführen wollen

Transparenz – klar und offen in Bezug auf Informationen, Entscheidungsprozesse oder Handlungen sein

Treue – einer Person, Sache oder Gruppe gegenüber verlässlich und loyal sein

U

Überzeugung – fest an etwas glauben, innerlich eine feste Meinung zu bestimmten Prinzipien, Werten oder Ideen haben

Unabhängigkeit – autonom Entscheidungen treffen und von anderen unabhängig sein

V

Verantwortung – die Konsequenzen für etwas oder das eigene Handeln übernehmen

Vergnügen – Spaß und Freude an Aktivitäten wertschätzen

Verspieltheit – einen spielerischen und unbeschwerten Umgang pflegen

Vertrauen – sich sicher und zuversichtlich in Bezug auf die Integrität, Fähigkeiten und Absichten anderer Menschen fühlen

Vielfalt – unterschiedliche Elemente, Merkmale oder Menschen in einer Gruppe oder Umgebung wertschätzen

Vision – eine klare Vorstellung oder ein zukunftsorientiertes Ziel haben, das motivierend und inspirierend ist

W

Weiterentwicklung – Fähigkeiten, Wissen oder die Persönlichkeit entwickeln und verbessern

Wertschätzung – jemanden oder etwas Anerkennung und Hochachtung zukommen lassen

Wissensdurst – den starken Wunsch oder die Neugier nach neuem Wissen oder Informationen haben

Z

Zufriedenheit – im aktuellen Moment glücklich und erfüllt sein

Zusammenarbeit – bereit sein, mit anderen Menschen an einem Ziel zu arbeiten, um ein Ziel zu erreichen

Zuverlässigkeit – verlässlich und pünktlich sein und in die Konsistenz von Handlungen und Ergebnissen vertrauen

Stress: nicht das, was du denkst

Hohe Leistungsstandards und Sorgen um die Zukunft sind große Stressoren, allerdings fängt Stress für neurodivergente Menschen bereits bei kleineren Dingen an. Sensorische Reize, die neuronormative Menschen weniger belasten, können bei neurodivergenten Menschen schon so ein hohes Stresslevel auslösen, dass sie anfälliger für Erschöpfungszustände oder Erkrankungen sind. Alles über sensorischen Stress findest du im Kapitel zu Hochsensibilität. Darüber hinaus können auch Emotionen für neurodivergente Menschen einen großen Stressfaktor darstellen.

Theorien, wie Emotionen entstehen, gibt es seit Ende des 19. Jahrhunderts. Die einflussreichste Theorie – das Transaktionale Stressmodell – stammt von Richard Lazarus aus dem Jahr 1974. Er postulierte, dass Emotionen durch vorherige Einschätzung bestimmt werden. Dieser Prozess läuft in Sekundenbruchteilen ab.

Ob wir uns Sorgen machen oder glücklich sind, hängt davon ab, wie wir über eine bestimmte Situation oder über Umstände denken. Dieser Evaluationsprozess wird von unseren Erfahrungen, Erinnerungen, Prägungen, sowie unserer Umwelt beeinflusst. Stressauslösende Situationen können vielfältig und für jede Person sehr individuell sein. Um auf einfachste Weise herauszufinden, was in uns Stress auslöst, können wir die Bedürfnispyramide zu Hilfe nehmen. Reflektiere deine Bedürfnisse von unten nach oben. Wenn ein Bedürfnis nicht erfüllt wird, gerät der Körper unter Stress. Je mehr Bedürfnisse der unteren Schichten der Pyramide erfüllt sind, desto wichtiger werden die Faktoren, die weiter oben angesiedelt sind. Wenn deine Grundbedürfnisse sowie deine körperlichen und mentalen Bedürfnisse gestillt sind, werden deine sozialen und kognitiven Bedürfnisse wichtiger. Dann hast du auch den erhöhten Drang, danach zu streben. Beispielsweise suchst du an der Arbeit nach Anerkennung und Respekt (soziale Bedürfnisse) oder du gibst dein Geld für Weiterbildungen oder Dinge für dein Zuhause aus, um es dir ordentlicher oder ästhetischer zu gestalten. Wenn all diese Bedürfnisse erfüllt sind, hast du den Drang, dein eigenes Potenzial zu entfalten und deine Stärken kreativ und schaffend auszuleben.

Emotionen sind Reaktionen unseres Körpers und Gehirns auf bestimmte Ereignisse oder Reize. Sie beeinflussen unser Denken, Handeln, unsere Wahrnehmung und unser Erleben. Reize sind Initiatoren und vergleichbar mit den Knöpfen auf einer Fernbedienung. In der Jugendsprache wird oft das Wort »Trigger« genutzt. Trigger ist englisch und bedeutet »Auslöser«. Psychotherapeutische Fachkräfte sehen es sehr kritisch, wenn jemand neudeutsch sagt, dass ihn oder sie etwas »triggert«. Trigger ist in der Psychotherapie der Begriff für einen starken emotionalen Auslöser, der traumatische Erlebnisse wieder in die Erinnerung holt oder das Nervensystem in Alarmzustand versetzt.

Dieser Alarmzustand kann sich unterschiedlich äußern. Er hat vier Ausprägungen, die je nach Persönlichkeit und Situation unterschiedlich sein können, und wird mit den 4F abgekürzt: Fight, Flight, Freeze, Fawn. Das steht für kämpfen, flüchten, erstarren und schmeicheln oder auch »sich unterwürfig verhalten«. Zunächst gab es nur 3F. Sie lassen sich auch bei Tieren finden und sind ein Überlebensmechanismus. Die vierte Stressreaktion Fawn ist erst in den letzten Jahrzehnten erkannt und als solche definiert worden.

Die Kampf-Flucht-Erstarren-Stressreaktionen gab es schon bei unseren Vorfahren. Mal angenommen, ein Säbelzahntiger oder ein anderes feindliches Tier war in der Nähe. Dann konnten die drei Reaktionen das Überleben sichern. Entweder haben unsere Vorfahren gekämpft (fight), sind geflüchtet (flight) oder vor Schock regungslos geblieben (freeze), damit das Tier unbeirrt weiterzieht. Die Menschheit hat sich in den letzten Jahrhunderten weiterentwickelt, sodass eine vierte Stressreaktion dazugekommen ist: fawn beziehungsweise schmeicheln. Diese Stressreaktion hat uns möglicherweise schon zu Urzeiten davor bewahrt, aus einer Gruppe ausgeschlossen zu werden. In unserer Vergangenheit als Jäger und Sammler erwies sich die Gruppe als ultimative Überlebensversicherung. Ein Ausschluss aus der Gemeinschaft bedeutete oft das Todesurteil für Einzelne, da die Chance, allein zu überleben, erheblich geringer war. Ein anschauliches Beispiel ist der Akt des Schlafens: Wenn andere Gruppenmitglieder über die Sicherheit wachten und im Notfall Alarm schlagen konnten, bot das einen erheblichen Überlebensvorteil, insbesondere bei potenziellen Raubtieren. Da Menschen in sozialen Hierarchien leben, ist die vierte Stressreaktion, die man auch als People-Pleaser-Verhalten bezeichnen kann, eine weitere adaptive Überlebensstrategie. Hier sind Beispiele für die 4F im Alltag:

Fight/kämpfen

- Verbal ausfällig werden und sich oder andere beleidigen
- Andere beschuldigen, laut werden oder schreien
- Aggressiv handeln, Dinge herumwerfen oder zerstören
- Handgreiflich werden
- Andere angreifen und ihnen körperlichen Schaden zufügen

Flight/flüchten

- Aus Situationen herausgehen und im wahrsten Sinne des Wortes flüchten
- Vermeidung oder einen Ausweg finden
- Ausreden erfinden, um Ereignis zu entkommen
- Mentale Flucht in eine Ablenkung wie Serien schauen, Handy-Apps, exzessive Social-Media-Nutzung oder Gaming (Videospiele spielen)

Freeze/erstarren

- Nicht mehr in der Lage sein, zu handeln oder zu reagieren
- Sich nicht äußern/sprechen können, wenn man angeschrien wird
- Wie angewurzelt stehen bleiben, wenn man Zeuge eines Unfalls wird
- Stundenlange passive Berieselung durch Serien und Videos (Netflix, YouTube, TikTok usw.), unfähig etwas anderes zu machen

Fawn/schmeicheln (People-Pleaser-Verhalten)

- Übertriebenes Entgegenkommen, um Schwierigkeiten zu vermeiden und sich vor potenziellen negativen Konsequenzen zu schützen
- Äußert sich in Mimik, Körpersprache, Kommunikation und Handlungen

Das People-Pleaser-Verhalten und die Fawn-Reaktion werden durch Stress ausgelöst. Sie haben im Grunde nichts damit zu tun, anderen Leuten gefallen zu wollen. Es geht eher darum, nicht zu miss-fallen. Das People-Pleaser-Verhalten ist ein intuitives Programm, das dazu da ist, sich selbst zu schützen. Es geht leider oft auf Kosten der eigenen Bedürfnisse und Wünsche. Die Erwartungen und Bedürfnisse anderer werden proaktiv erfüllt. People-Pleaser wollen damit vermeiden, dass ihre Mitmenschen eine negative emotionale Reaktion haben. Die Angst davor, andere zu verärgern, ist so groß, dass People-Pleaser es perfektionieren, Menschen zu lesen und ihre Bedürfnisse sowie Reaktionen vorherzusagen. Vor allem angeboren neurodivergente Menschen haben ein höheres Risiko, das People-Pleaser-Verhaltensmuster zu entwickeln, da sie bereits seit ihrer Kindheit mit ihrem natürlichen Verhalten bei anderen anecken. Die folgende Liste enthält Verhaltensmerkmale und Verhaltensmuster einer solchen People-Pleaser-Person.

- Hohe Ansprüche an sich selbst
- Ungesunder Perfektionismus
- Vermeidung von Konflikten und Konfrontation
- Starker Drang, dass andere sie mögen müssen, auch wenn die anderen unhöflich bis hin zu (passiv-)aggressiv sind
- Die eigenen Grenzen nicht kennen oder ständig für andere über sie hinausgehen
- Übermäßiges Entschuldigen, auch für Dinge oder Situationen, über die man faktisch keine Kontrolle besitzt
- Große Scham, Angst und Schuld beim Setzen von Grenzen
- Werden leicht von anderen ausgenutzt

- Sagen oft zu allem »Ja und Amen«
- Große Angst vor Ablehnung, Kritik und Ausschluss (Ablehnungs- und Kritikdysphorie)
- Stete Suche nach Bestätigung durch andere
- Geringer Selbstwert
- Anderen ohne Wenn und Aber zustimmen und die eigene Meinung zurückhalten
- Das tun, was die anderen auch tun, um sich einer Gruppe anzupassen und nicht ausgeschlossen zu werden
- Unterdrücken natürlicher Bedürfnisse, weil es andere nerven könnte (zum Beispiel Harndrang, um die Gruppe nicht aufzuhalten)
- Bieten immer sofort proaktiv Hilfe an, auch wenn sie sich damit viel mehr Arbeit und Stress aufhalsen als nötig und menschenmöglich
- Lassen sich schikanieren oder demütigen, um Konflikte zu vermeiden (spielen es herunter oder lachen mit)

Um das People-Pleaser-Verhalten abzulegen, genügt es nicht, nur zu lernen, wie man Nein sagt und Grenzen setzt. Das Nervensystem muss erfahren, dass es sicher ist, auch wenn man nicht nach den unausgesprochenen Wünschen anderer Leute handelt. Das lässt sich besonders gut in einer Therapie lernen. Dazu bedarf es einer guten Vorbereitung und einer umfassenden Dokumentation, in welchen Situationen Menschen in People-Pleaser-Verhaltensmuster verfallen. Aus der Analyse lassen sich konkrete Ziele definieren.

Stress-Thermometer zur Dokumentation

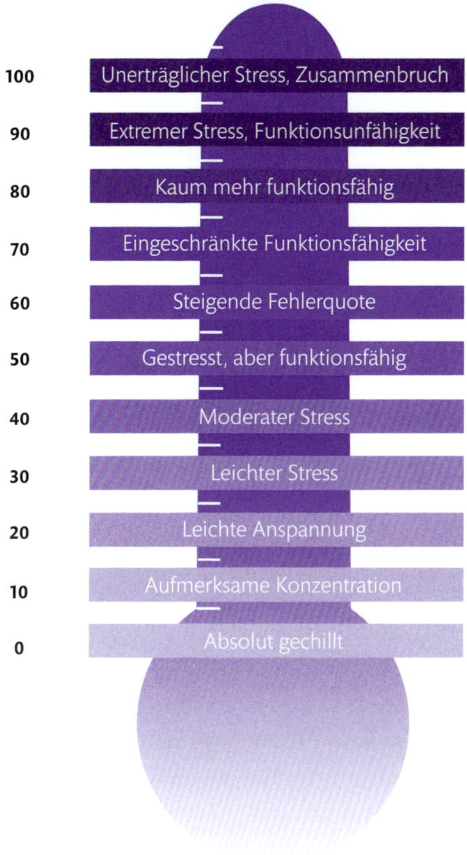

Das »Stress-Thermometer« ist ein Analyse-Tool, mit dem du deine mentale Gesundheit evaluieren kannst. Dokumentiere in akuten Zeiten über mehrere Wochen hinweg dein Stresslevel in deinem Notizbuch: Wie war dein Stresslevel über den Tag, aber auch über die Woche hinweg? Außerdem kannst du »Gehirn-Trojaner« (s. Abschnitt »Gehirn-Trojaner & Anti-Virus-Programm«) und Trigger-Situationen notieren, um sie zu reflektieren und aufzulösen.

Wenn du herausfindest, was bei dir Stress verursacht, kannst du Strategien und Wege finden, Stress zu minimieren. Neurodivergente Menschen haben generell mehr Stress aufgrund ihrer sehr sensiblen Wahrnehmung und dem damit verbundenen sozialen Druck, sich so zu verhalten wie neuronormative Menschen. Wenn sie ihr neurodivergentes Verhalten »maskieren« müssen, um sozial akzeptiert zu werden oder sogar um Kritik und Ablehnung zu entgehen, verursacht das Stress. Die Grundlinie mancher neurodivergenter Menschen befindet sich allein aus diesem Grund auf dem Stress-Thermometer bereits zwischen 20 und 40 Prozent. Das bedeutet, dass sie durch kleine Stresstropfen viel eher in einen Zustand der Funktionsunfähigkeit kommen als neuronormative Menschen.

Tipps zur Stressdokumentation

Mit Gesundheitstrackern und den dazu passenden Apps kannst du dein Stresslevel sehr gut nachvollziehen und Schlüsse daraus ziehen. Fitnessarmbänder zeichnen über die Haut Stressanzeichen auf, die dann in einer App anhand quantifizierter Daten gut nachvollziehbar sind. Die Daten werden automatisch aufgezeichnet.

Solltest du keine Gesundheitstracker benutzen wollen, beobachte dich über mehrere Wochen hinweg und dokumentiere, in welchen Situationen du die zehn Stresslevel gespürt hast. Um es dir einfacher zu machen, kategorisiere die Zeit vorzugsweise nach Morgen oder Vormittag, Nachmittag, Abend und Nacht. Überlege dir gern auch andere Einteilungen oder achte darauf, in welchen Situationen dein Stresslevel ansteigt. Achte auf sensorischen Stress, aber auch auf andere Stressquellen wie Emotionen.

Stimming – Verarbeitung von Stress bei Neurodivergenz

Der Begriff »Stimming« kommt aus dem Englischen und ist eine verkürzte Form von Self-stimulatory Behavior. Er bezieht sich auf repetitive Verhaltensweisen, die dazu dienen, sensorische Stimulation zu erhalten, aber auch um emotionale Reize zu verarbeiten und sich selbst dadurch zu regulieren. Diese Verhaltensweisen können bei Menschen mit ADHS und Autismus in verschiedenen Formen auftreten, darunter Handflattern, Händeklatschen, Fingerzappeln, Hin- und Herschaukeln, das Drehen von Gegenständen oder auch das Summen, Singen oder Wiederholen von Wörtern oder Sätzen.

Stimming kann dazu beitragen, eine Reizüberflutung zu verhindern oder zu bewältigen. Es dient der Selbstberuhigung und hilft, die emotionale Regulation zu unterstützen. Bei Menschen mit ADHS-Gehirn kann Stimming zur Bewältigung von Unruhe, Langeweile oder Anspannung beitragen. Verschiedene Arten von Stimming treten in verschiedenen Kontexten auf. Im Bereich der Persönlichkeitsentwicklung und des Coachings gibt es Übungen, die den Körper einbeziehen. Eine besonders populäre Methode ist die EFT: Emotional Freedom Technique. Dabei werden bestimmte Punkte am Körper abgeklopft. Es gibt auch Therapieformen, die körperorientiert sind, wie zum Beispiel das Somatic Experiencing oder EMDR: »Desensibilisierung und Verarbeitung durch Augenbewegungen«.

Im Kapitel über Hochsensibilität hast du alles über die Wahrnehmungskanäle gelernt. Hier erfährst du alles über das Thema Stimming in Verbindung mit den entsprechenden Kanälen. Die folgende Aufzählung enthält Beispiele von Stimming-Verhaltensweisen. Falls du davon noch keine intuitiv verfolgst, empfehle ich dir, ein paar davon auszuprobieren. Damit kannst du dein Nervensystem regulieren und Stress abbauen.

Hören (auditives Stimming)

- Ein Lied oder einen bestimmten Sound wiederholt abspielen
- Spotify-Einzelliedwiedergabe
- TikTok-Trend-Sounds speichern und bei Bedarf immer wieder abspielen lassen

Sehen (visuelles Stimming)

- Analog: Sandbild, Bubble-Timer, Sanduhr ansehen, Drehen von Gegenständen (Kreisel)
- Digital: Simulations-Apps, die Flüssigkeiten simulieren

Riechen (olfaktorisches Stimming)

- Duftkerzen, Parfüms, Duftspray
- Wohltuende Düfte und Aromen (egal wie »seltsam«, z. B. Radiergummis, Lippenpflegestifte, neue/alte Bücher etc.)

Schmecken (gustatorisches Stimming)

- Bonbons, Tees
- Vorsicht beim Verzehr ungesunder Lebensmittel zum Stimming!
- Unterkategorie kauen: »Chewlery« (sensorischer Kauschmuck, der aus Silikon besteht und für autistische Kinder mit einem Kau- oder Beißbedürfnis entwickelt wurde)

Fühlen (taktiles Stimming)

- Über wohltuende Flächen und Materialien streichen (z. B. Plüschtier)
- Mit kinetischem Sand spielen (auch visuell ansprechend)
- Mit Knete oder Schleim spielen
- Hände in Behälter voller Perlen tauchen (Plastik, Aquaperlen u. v. m.)

Temperaturorientiertes Stimming

- Eiswürfel lutschen/kauen
- Heiße Flüssigkeiten trinken

Fühlen (interozeptives Stimming)

- Bestimmte Muskelgruppen anspannen

Fühlen (propriozeptives Stimming)

- Handflattern, Händeklatschen
- Hin- und Herwiegen und -schaukeln
- Fühlen (Gleichgewichtssinn-Stimming)
- Schaukeln, sich drehen

Emotionales Stimming

- Ansehen sehr emotionaler Serien und Filme
- Mit fremden Menschen im Internet in Kommentarspalten, Gruppen und Foren streiten

Die unbekannteste Form von Stimming ist wohl das emotionale Stimming. Dabei versuchen Menschen, ihr Nervensystem durch die Erregung bestimmter Emotionen zu regulieren. Vielleicht hast du dich auch schon mal gewundert, warum sich Leute im Internet gern in Foren oder Kommentarspalten streiten?! Manche Menschen sind streitlustiger als andere.

Emotionsanalyse-Liste

Wusstest du, dass Alexithymie bei neurodivergenten Menschen sehr verbreitetet ist? Alexithymie bedeutet »Gefühlsblindheit«. Sie hängt stark mit der Wahrnehmung körperinnerer Vorgänge zusammen (Interozeption). Betroffene haben Schwierigkeiten, ihre Emotionen zu erkennen und zu beschreiben. Alexithymie kann angeboren sein und ist somit ein Persönlichkeitsmerkmal. Sie kann aber auch durch andere Umstände ausgelöst werden, zum Beispiel durch eine posttraumatische Belastungsstörung. Körperempfindungen verursachen oft Verwirrung, und es fällt Menschen mit Alexithymie schwer, zwischen Emotionen und Körperempfindungen zu unterscheiden, beispielsweise zwischen Unterzuckerung und Angst.

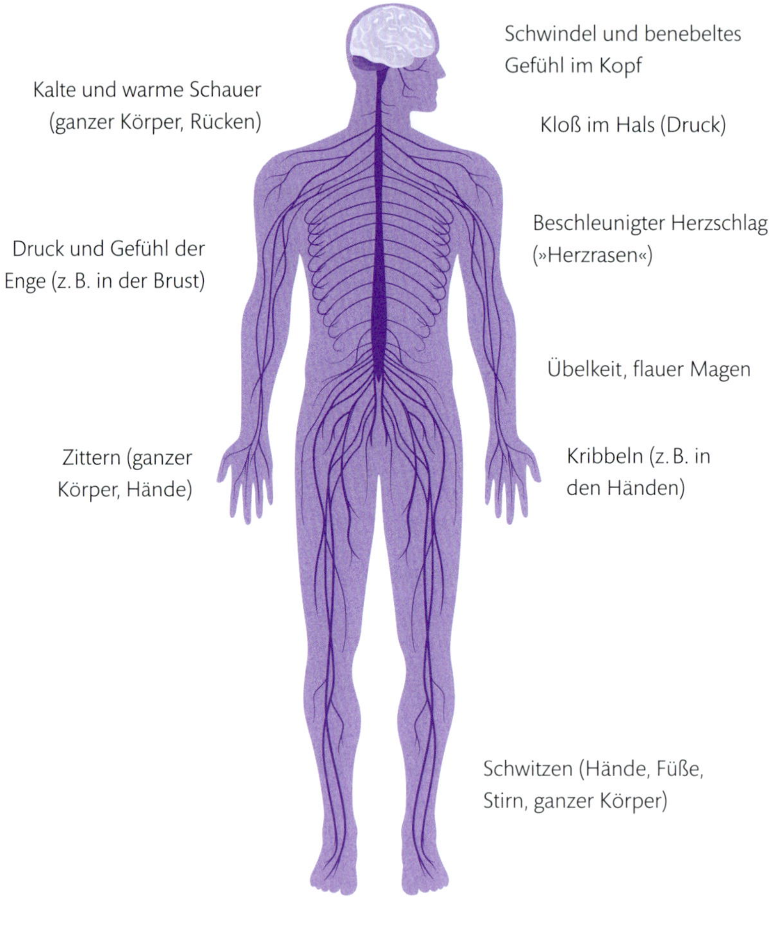

Das Erkennen von Gefühlen spielt eine Schlüsselrolle für unsere Fähigkeit, sie zu regulieren. Auch autistische Menschen weisen häufig Merkmale von Alexithymie auf. Nach der Alexithymie-Autismus-Hypothese kann das der Grund dafür sein, warum einige autistische Menschen Probleme haben, Emotionen bei anderen wahrzunehmen. Autistische Menschen ohne Alexithymie haben weniger Schwierigkeiten, Emotionen in Gesichtern oder Stimmlagen zu erkennen. Mithilfe detaillierter Beschreibungen lässt sich jedoch erlernen, welche Emotionen gerade ausgelöst werden.

Falls Alexithymie besteht, ist es wichtig, die Empfindung einer Emotion von anderen Reizen abgrenzen zu können. Um zu analysieren, ob es sich um eine Emotion oder so etwas wie Hunger, Unterzuckerung oder Dehydration handelt, dokumentiere Situationen, in denen du dich »seltsam« fühlst. Emotionen können sich in allen Körperregionen manifestieren (siehe Abbildung links).

Die stärksten Emotionen, die uns seit Jahrtausenden das Überleben sichern, sind Wut und Angst. Daher werden die instinktiven Überlebensschemata auch »Kampf-oder-Flucht-Reflex« genannt.

Die folgende Liste soll dir als Wegweiser dienen, um deine Emotionen zu erkennen und zu benennen. Die Liste ist in alphabetischer Reihenfolge nach Basisemotionen kategorisiert. Da Emotionen komplex und vielschichtig sind, findest du zu jeder Emotion einen Beispielsatz und ein beschreibendes Adjektiv. Nutze die Emotionsliste beispielsweise bei deiner Journal-Routine oder wenn du mit den psychologischen Tools aus dem Kapitel »Stärken bei AHA-Neurodivergenz und Mindset-Tools« arbeitest. So kannst du üben, einen besseren Zugang zu deiner inneren Welt zu erlangen und besser zu differenzieren, was dich stresst.

Gedanken (Beispielsätze)	Basisemotion	Gefühlsadjektiv
Ich will diese Person für mich.	Ambiguität (Wut und Trauer)	eifersüchtig
Ich bin neidisch auf ... / Ich will ... auch haben/sein.	Ambiguität (Wut und Trauer)	neidisch
Mein Gegenüber will mich nicht.	Angst	abgelehnt
Die anderen wollen mit mir nichts zu tun haben.	Angst	ausgeschlossen
Ich habe Angst vor ...	Angst	bedroht
Ich weiß nicht so recht: Hopp oder top?	Angst	befangen
Ich habe Angst, dass ...	Angst	besorgt
Ich schaffe das nicht. Ich bin der Situation schutzlos ausgeliefert.	Angst	hilflos
Ich kann machen, was ich will, es geht immer schief.	Angst	machtlos
Oh, was kommt jetzt?	Angst	überrascht
Das ist zu viel für mich.	Angst	überwältigt
Ich bin anderen egal.	Angst	unbedeutsam
Ich weiß nicht so recht.	Angst	unsicher
Irgendwas oder irgendwer verfolgt mich.	Angst	verfolgt
Ich habe für andere keinen Wert.	Angst	wertlos
Ich weiß nichts mit mir anzufangen.	Apathie	gelangweilt
Es ist mir egal.	Apathie	gleichgültig
Ich fühle weder Positives noch Negatives.	Apathie	leer
Ich muss mich von dieser Person/Situation sofort entfernen.	Ekel	abgestoßen
Das/Diese Person mag ich nicht.	Ekel	abgeneigt
Ihhh, das ist eklig.	Ekel	angeekelt, angewidert, verabscheuend
Ich bin mir nicht sicher, ob das gut ist.	Ekel	zögerlich
Ich bin hier richtig.	Freude	akzeptiert
Das wird toll.	Freude	aufgeregt
Das ist witzig.	Freude	belustigt

Gedanken (Beispielsätze)	**Basisemotion**	**Gefühlsadjektiv**
Ich schätze ... / Mich begeistert ...	Freude	bewundernd
Ich bin dankbar für ...	Freude	dankbar
Meine Leistung zahlt sich aus.	Freude	erfolgreich
Zum Glück!	Freude	erleichtert
Das hätte ich ja nicht gedacht.	Freude	erstaunt
Hihi.	Freude	frech
Alles ist gut.	Freude	friedlich
Ich fühle mich gut.	Freude	fröhlich, gelassen, glücklich
Das wird sicher so, wie ich es mir vorstelle.	Freude	hoffnungsvoll
Das möchte ich auch für mich umsetzen.	Freude	inspiriert
Das ist interessant.	Freude	interessiert
Die Verbindung zu meinem Gegenüber ist sehr tiefgründig.	Freude	intim
Ich habe kreative Ideen, die ich umsetze.	Freude	kreativ
Ich liebe ...	Freude	liebevoll
Ich fühle mich machtvoll.	Freude	mächtig
Ich schaffe das.	Freude	mutig
Mal sehen, was es wird / da gibt.	Freude	neugierig
Damals war es schön.	Freude	nostalgisch
Ich bin davon überzeugt, dass es gut wird.	Freude	optimistisch
Ich genieße den Respekt von ...	Freude	respektiert
Das ist eine sehr liebevolle Geste.	Freude	romantisch
Ich bin mir meiner selbst sicher.	Freude	selbstsicher
Ich zeige Gefühle.	Freude	sensibel
Ich freue mich über ...	Freude	stolz
Was für eine nette Überraschung.	Freude	überrascht
Ich liebe ...	Freude	verehrend
Das macht Spaß.	Freude	verspielt
Ich habe volles Vertrauen in ...	Freude	vertrauensvoll

Gedanken (Beispielsätze)	**Basisemotion**	**Gefühlsadjektiv**
Ich bin begeistert.	Freude	verzückt
Ich freue mich, dass ich als Person und meine Leistung anerkannt werden.	Freude	wertgeschätzt
Das ist so spannend, ich möchte mehr wissen.	Freude	wissbegierig
Ich bin absolut ausgeglichen.	Freude	zufrieden
Ich schäme mich.	Scham	beschämt
Ich wurde ertappt.	Scham	bloßgestellt
Meine Schwächen wurden aufgedeckt.	Scham	erniedrigt
Die anderen sind besser als ich. Ich bin ein Versager.	Scham	minderwertig
Ich bin nicht stark genug.	Scham	schwach
Mir tut ... weh. / Das tut mir weh.	Schmerz	schmerzvoll
Ich schäme mich.	Trauer	beschämt
Ich bin sehr traurig.	Trauer	deprimiert
Ich habe niemanden.	Trauer	einsam, isoliert
Ich fühle nichts.	Trauer	leer
Ich schaffe das nicht. / Ich bin der Situation schutzlos ausgeliefert.	Trauer	machtlos
Die anderen sind besser als ich. / Ich bin ein Versager.	Trauer	minderwertig
Ich habe etwas Abnormes gesagt/getan.	Trauer	peinlich berührt
Hätte ich doch nur ...	Trauer	reumütig
Die anderen hassen mich.	Trauer	schikaniert
Ich bin schuld.	Trauer	schuldig
Ich bin traurig.	Trauer	traurig
Menschen wenden sich von mir ab.	Trauer	verlassen
Ich fühle mich verletzt.	Trauer	verletzt
Ich fühle mich gerade sehr sensibel.	Trauer	verletzlich
Ich weiß nicht mehr weiter.	Trauer	verzweifelt
War ja klar ...	Verachtung	enttäuscht
Das finde ich nicht gut.	Verachtung	missbilligend

Gedanken (Beispielsätze)	Basisemotion	Gefühlsadjektiv
Na ja der/die/das kann ja nicht so toll sein.	Verachtung	abschätzig, kritisch, skeptisch
Ich bin mir nicht sicher, ob das so toll ist.	Verachtung	zögernd
Ich möchte mich mit schönen Dingen umgeben.	Verlangen	ästhetisches Verlangen
Ich möchte mehr Wissen aufsaugen.	Verlangen	intellektuelles Verlangen
Ich möchte die Kontrolle über ... erlangen.	Verlangen	kontrollierend
Ich möchte Ordnung und Struktur schaffen.	Verlangen	ordentlich
Ich möchte (mit dieser Person) sexuelle Handlungen vollführen.	Verlangen	sexuelles Verlangen (erregt)
Ich möchte mich mit anderen Menschen unterhalten.	Verlangen	sozial
Ich mag das / diese Person.	Verlangen	zugeneigt
Jetzt werde ich aber ...	Wut	aggressiv
Ich lasse die anderen mal ohne mich machen.	Wut	distanziert
Wie kann diese Person es wagen?	Wut	entrüstet, erzürnt
Ich dachte, es wäre anders.	Wut	enttäuscht
Die Person will mir etwas Böses.	Wut	feindlich
Wieso funktioniert das einfach nicht so, wie ich es mir vorgestellt habe?	Wut	frustriert
Meine Schwächen wurden aufgedeckt. Ich wurde lächerlich gemacht.	Wut	gedemütigt
Wieso ist diese Situation/Person so und nicht anders?	Wut	genervt
Ich bin immer noch wütend/verletzt.	Wut	nachtragend
Ach so? Pass mal auf, ...	Wut	provoziert
Wie kann diese Person es wagen?	Wut	respektlos behandelt, verärgert, zornig, verraten, verspottet
Ich raste aus! Was soll das?	Wut	schäumend
Es ist immer dasselbe.	Wut	verbittert

Die Emotionsanalyse-Liste kannst du regelmäßig zur Hand nehmen, um deine Emotionen zu identifizieren. Die aufgeführten Aussagen sind Gedanken, die für bestimmte Emotionen stehen oder sie auslösen. Unsere Gedanken beeinflussen nicht nur unser Handeln, sondern auch den Blick auf die Welt. Deshalb lernst du im folgenden Abschnitt alles über »Gehirn-Trojaner« und wie du diese lästigen Gedankenprogramme umprogrammieren kannst.

Gehirn-Trojaner & Anti-Virus-Programm

Glaubenssätze, die uns in unserem Tun und bei der Erfüllung von Wünschen und Vorhaben behindern, nenne ich »Gehirn-Trojaner«. Diese bremsenden und lähmenden Überzeugungen sind wie schädliche Programme auf einem Computer: Du weißt nicht, wann du sie dir eingefangen hast, und bemerkst oft nicht, wie viel versteckten Schaden sie anrichten. Wie ein Trojaner auf einem Computer mit der Zeit das ganze System lahmlegen kann, so können auch Gehirn-Trojaner solche Auswirkungen haben. Dann werden irgendwann Diagnosen wie Angststörung oder Depression gestellt und man weiß gar nicht, wie das passieren konnte. Deswegen ist es sehr nützlich und präventiv, wenn man die eigenen Gehirn-Trojaner ausfindig macht und ein »Debugging-Programm« (Löschung eines versteckten Trojaners) ablaufen lässt, damit es nicht zum Schlimmsten kommt.

Indem du den genauen Wortlaut dessen herausfindest, was dir unterbewusst im Kopf herumspukt, gehst du den ersten Schritt, um den Trojaner zu identifizieren. Hier findest du psychologische Phänomene und die entsprechenden Gehirn-Trojaner dazu:

Phänomen	**Gehirn-Trojaner**
Perfektionismus	Alles, was ich tue, muss perfekt sein, damit ich nicht kritisiert werde.
Schwarz-Weiß-Denken	Entweder habe ich Erfolg oder ich habe versagt.
Selbstabwertung	Ich bin nicht gut genug.
Katastrophendenken	Das Schlimmste wird passieren.
Vergleich mit anderen	Andere sind besser als ich.
Fixierte Denkmuster	Das ist immer so, das wird sich nie ändern.
Opfermentalität	Das Leben ist scheiße und irgendwer will mir was Böses.
Angst vor Ablehnung	Wenn ich abgelehnt werde, stehe ich irgendwann allein da.
Unveränderliche Identität	Ich kann mich nicht ändern, weil es in meinen Genen liegt.
Übergeneralisierung	Immer wenn ich es versuche, geht etwas schief.
Vermeidung von Risiken	Ich werde nur das tun, was sicher ist.
Externale Kontrollüberzeugung	Ich habe keine Kontrolle über mein Leben.
Schuldgefühle	Alles ist meine Schuld.
Gedankenlesen	Ich weiß, dass andere nur schlecht über mich denken.

Sicherlich hast du bereits Erfahrungen mit diesen Phänomenen gemacht. In Anbetracht der herausfordernden Gehirn-Trojaner, die wir identifiziert haben, ist es ermutigend zu wissen, dass für jedes dieser schädlichen Denkmuster ein wirksames »Anti-Virus-Programm« existiert. Die folgenden Formulierungen bieten nicht nur Schutz vor diesen negativen Überzeugungen, sondern ermöglichen auch eine positive Neuprogrammierung des Denkens. Jeder Trojaner hat seinen Gegenpart. Wenn wir diese Anti-Virus-Programme bewusst implementieren, können wir unser mentales Betriebssystem stärken und eine gesündere Perspektive auf uns selbst und die Welt entwickeln. Hier sind Beispiele für stärkende Glaubenssätze, also Anti-Virus-Programme, die uns helfen können, die schädlichen Gehirn-Trojaner zu überwinden:

Gehirn-Trojaner	Anti-Virus-Programm
Ich bin nicht gut genug.	Ich kann die Fähigkeiten entwickeln, gut in dieser Sache zu werden.
Die Veränderung werde ich nicht ertragen können.	Veränderung ist schwer, aber ich schaffe das!
Ich kann das nicht.	Ich kann alles lernen.
Ich werde immer Angst davor haben.	Ich werde meine Angst besiegen.
Ich versage immer bei den Dingen, die mir wichtig sind.	Ich lerne aus meinen Erfahrungen und wachse mit jedem Versuch.
Andere Menschen sind besser als ich.	Ich habe meine eigenen einzigartigen Stärken und Qualitäten.
Ich bin zu unfähig, um es zu lernen.	Ich kann alles lernen, wenn ich Zeit und Mühe investiere.
Ich habe nie Glück.	Glück kommt zu mir, wenn ich mein Denken positiv programmiere.
Ich bin schlecht.	Ich bin ein wertvoller Mensch mit vielen positiven Eigenschaften.
Ich bin immer der Verlierer.	Ich lerne aus meinen Erfahrungen und wachse mit jedem Versuch.
Ich bin es nicht wert, glücklich zu sein.	Ich verdiene es, wie jeder Mensch glücklich zu sein und Freude in meinem Leben zu erleben.
Andere sind schuld, dass es mir schlecht geht.	Ich trage die Verantwortung für mein Glück und meine Entscheidungen.
Ich muss gar nicht erst anfangen, es ist eh zu spät dafür.	Es ist nie zu spät, neue Wege zu gehen und Menschen zu finden, die mich unterstützen.
Ich werde nie Menschen finden, die mich verstehen.	Ich werde Menschen finden, die genauso ticken wie ich, um mich endlich zugehörig fühlen zu können.
Ich kann eh nichts an meiner Situation ändern.	Auch wenn es schwierig wird, werde ich mich auf den Weg machen, selbst positive Veränderungen herbeizuführen.
Ich bin zu chaotisch, um etwas zu organisieren.	Ich lerne, wie ich Dinge für mich gehirn-gerecht organisieren kann. Meine Art der Organisation muss nur mir helfen.
Ich kann mich nie auf eine Sache konzentrieren.	Meine Fähigkeit, viele Dinge gleichzeitig zu tun, kann meine Stärke sein.
Ich bleibe immer ein Versager, weil ich Dinge vergesse.	Ich lerne aus meinen Fehlern, finde kreative Wege, um mich zu erinnern, und werde mit Selbstmitgefühl reagieren, wenn ich mal wieder etwas vergesse.

Gehirn-Trojaner	Anti-Virus-Programm
Ich werde nie so erfolgreich sein wie andere, weil ich ADHS habe.	Ich kann lernen, mein einzigartiges Denken einzusetzen, um meine ADHS-Stärken zu nutzen.
Ich bin unfähig, Pläne zu machen oder Termine einzuhalten.	Ich entwickle effektive Strategien, um Pläne zu erstellen und Termine einzuhalten.
Ich bin ständig abgelenkt und kann nichts erledigen.	Ich finde Wege, um mich zu fokussieren und Aufgaben zu bewältigen.
Ich bin faul.	»Faulheit« ist eine Erfindung, um Menschen zu manipulieren. Ich weiß, dass ich nur andere Ansätze benötige, um ins Tun zu kommen.
Ich werde nie die Kontrolle über mein Leben haben.	Ich kann lernen, mein Leben neurodivergent-gehirngerecht zu gestalten.
Ich werde meine Impulsivität nie in den Griff bekommen.	Mit Training kann ich mein impulsives Verhalten in nützliche Bahnen lenken.
Ich werde nie in der Lage sein, mich zu organisieren oder Zeitmanagement zu beherrschen.	Mit neurodivergent-gehirn-gerechten Methoden kann auch ich lernen, mich zu organisieren und meine Zeit effektiv zu nutzen.
ADHS ist eine Ausrede für mein Fehlverhalten und mein Versagen.	ADHS ist eine Erklärung, keine Ausrede. Ich kann lernen, wie man mit Neurodivergenz umgeht.
Ich bin ein Störfaktor für andere.	Ich finde die Menschen, die mich für meine Art akzeptieren, feiern und lieben.
Ich bin nicht klug genug – meine Noten bezeugen es.	Intelligenz hat viele Facetten und ich finde meine Talente fernab von schulischen Maßstäben.
Ich bin zu emotional und überempfindlich.	Ich kann anderen mit meiner Sensibilität Mut machen, sich authentisch zu zeigen.
Ich passe nicht in diese laute und hektische Welt.	Ich finde Wege, meinen Platz in dieser Welt zu finden.
Ich werde immer überreagieren und mich unwohl fühlen.	Ich kann lernen, auf die Bedürfnisse meines Nervensystems zu achten und entsprechende Vorkehrungen zu treffen.
Niemand wird mich verstehen oder akzeptieren, wie ich bin.	Es gibt Menschen, die meine Sensibilität schätzen und akzeptieren, wie ich bin.
Ich werde mir nie ein dickeres Fell zulegen können und immer leiden.	Ich kann lernen, mit Kritik und Ablehnung umzugehen, um ein entspannteres Leben zu führen.
Ich bin nicht stark genug, um mit Stress und Überstimulation umzugehen.	Ich lerne, gesunde Wege zu finden, um mit Stress und Überstimulation umzugehen.

Gehirn-Trojaner	Anti-Virus-Programm
Ich kann nicht so viel erreichen wie andere, weil meine Empfindsamkeit mich behindert.	Ich kann lernen, mit den Herausforderungen umzugehen, die diese Empfindsamkeit mit sich bringt, und erreiche bestimmte Dinge auf anderen Wegen.
Ich bin nicht normal, weil ich so empfindlich bin.	Ich bin neurodivergent und das ist total normal. Es gibt unzählige andere, die so sind wie ich, und das ist gut so.
Meine Neurodivergenz ist eine Bestrafung und ein Fluch.	Ich kann lernen, mit den Schwierigkeiten umzugehen, die meine Neurodivergenz in einer neuronormativen Gesellschaft mit sich bringt. Ich kann meine Stärken und Talente ausbauen.

Um das Anti-Virus-Programm für deine Gehirn-Trojaner zu installieren, ist es wichtig, einen bewussten Prozess der Umprogrammierung deiner Denkmuster zu durchlaufen. Sobald du einen schädlichen Glaubenssatz identifiziert hast, ist der nächste Schritt, eine positive Alternative zu formulieren. Schreibe diese neue Überzeugung klar und deutlich auf. Stelle sicher, dass sie deine Fähigkeiten und Möglichkeiten betont.

Nachdem du deine positive Formulierung erstellt hast, ist es entscheidend, nach Beweisen in deinem Leben zu suchen, die diese neue Überzeugung unterstützen. Reflektiere vergangene Erfahrungen: Wann warst du damit erfolgreich oder hast dich verbessert? Finde konkrete Beispiele, die zeigen, dass deine neue Denkweise realistisch und erreichbar ist. Sei geduldig mit dir selbst während dieses Prozesses. Es kann einige Zeit dauern, bis sich deine Denkmuster ändern, und es ist normal, Rückschläge zu erleben. Bleibe konsequent in deiner Arbeit an der Umprogrammierung deines Denkens und sei offen für neue Möglichkeiten und Perspektiven.

Indem du diese Schritte regelmäßig wiederholst und deine Fortschritte kontinuierlich überprüfst, stärkst du dein Anti-Virus-Programm und förderst eine gesündere und positivere Einstellung zu dir selbst und deinem Leben.

Journalfragen

»Journaling« kommt aus dem Englischen und ist eine kreativere Form des Tagebuchschreibens. Am Morgen und am Abend beantwortest du beim Journaling Fragen, die dir bei der täglichen Reflexion und der aktiven Beachtung deiner Bedürfnisse helfen. Ein wöchentlicher »Check-in« mit dir selbst unterstützt dich in deiner Routine, regelmäßig zu bewerten, wie es dir körperlich und mental geht. Nutze dazu auch die Tools aus dem letzten Kapitel. Indem du deine Gedanken niederschreibst und sie damit greifbar machst, bekommst du mehr Ruhe in dein Kopfchaos und kannst zielloses Grübeln durchbrechen. Die Fäden deines Gedankenknäuels werden entwirrt.

Schlage dein Notizbuch auf und beginne, die von dir ausgewählten Fragen schriftlich zu beantworten. Du musst nicht täglich alle Fragen beantworten. Mache auch hieraus ein Spiel: Nutze Entscheidungshilfen, etwa einen »Dungeons-and-Dragons-Würfel«, um dir eine oder mehrere Fragen zu erwürfeln. So vermeidest du Entscheidungsmüdigkeit. Der Würfel nimmt dir die Entscheidung ab. Es gibt auch Würfel-Apps, die du nutzen kannst. Mixe für deine Journaling-Routine die Check-in-Fragen mit den Fragen zu »Afformationen«, um zu mehr Selbsterkenntnis zu gelangen.

Im Folgenden findest du nicht nur bestimmte Fragen zur Selbstreflexion, sondern auch das Warum dahinter. Der Grund, aus dem man etwas tun sollte, ist für Neurodivergente mit ADHS und Autismus sehr wichtig, um Regeln oder Anweisungen zu verstehen. Vielleicht ist dir auch schon mal aufgefallen, dass es dir schwerer fällt, etwas zu tun, wenn du nicht rational und logisch nachvollziehen kannst, warum es so gemacht werden soll wie angewiesen. Wenn dir die Begründung zu den Fragen nicht zusagt, kannst du auch selbst kreativ werden und dir notieren, warum es für dich persönlich wichtig ist, dir diese Frage zu beantworten.

Täglicher Check-in am Morgen:

Frage	Warum
Worauf freust du dich heute?	Du startest den Tag mit einem positiven Gedanken, um deine Stimmung zu steigern.
Was kannst du dir heute Gutes tun?	So denkst du achtsam daran, für dich selbst zu sorgen.
Was sind drei Dinge, die du heute übst zu akzeptieren?	Damit trainierst du deine (Selbst-)Akzeptanz.
Was könnte dich heute zum Lächeln bringen?	Positive Gedanken an eine Person oder eine Situation schütten Glückshormone aus.
Wie willst du dich am Ende des Tages fühlen?	Gib dem Tag einen positiven Rahmen.
Wie willst du heute für dich einstehen und Grenzen setzen?	So übst du, für deine Bedürfnisse einzustehen.
Wie und wann nimmst du dir heute zehn Minuten Zeit für innere Ruhe?	Starte den Tag mit der Intention, deinem Nervensystem eine Pause zu gönnen.
Was ist heute deine oberste Priorität?	Starte den Tag mit deinem obersten Ziel, damit du dich nicht verzettelst.
Auf welches Routinesystem möchtest du heute besonders achten?	Routinesysteme aufzubauen, benötigt Training. Du musst aktiv darauf achten, sie zu einem Selbstläufer zu machen.
Wie betreibst du heute Selbstfürsorge?	Achte aktiv auf deine Bedürfnisse, denn Neurodivergente tendieren dazu, sie zu vernachlässigen.

Fragen für den täglichen Abend-Check-in:

Frage	Warum
Woran willst du dich bezüglich des heutigen Tages erinnern? Was war schön oder was hast du gelernt?	Beende den Tag mit einem positiven Gedanken und einem Erfolg.
Wem hast du heute eine Freude gemacht?	Anderen zu helfen, schüttet Glückshormone aus. Erinnere dich aktiv daran, um diese Reaktion deines Körpers auszulösen.
Wofür kannst du am Ende des Tages dankbar sein?	Dankbarkeit hat einen positiven Einfluss auf die mentale Gesundheit; sie aktiviert das Belohnungssystem, reduziert Angst und verringert Stress.
Welches Verhaltensmuster möchtest du heute im Sinne der Vergebung und Akzeptanz betrachten?	Wir schämen uns regelmäßig, wenn wir mit unserem Verhalten anecken. Verhaltensmuster sind veränderbar. Der erste Schritt ist, sie zu akzeptieren und dann wohlwollend etwas daran verändern zu wollen.
Welche Emotionen hast du heute in welchen Situationen erlebt?	Reflektiere deine emotionalen Reaktionen, nutze die ETWAS-Methode, um »stressende« Emotionen zu identifizieren, und achte auch auf positive Emotionen des Tages.
In welchen Situationen hast du deine Grenzen gespürt und wie könntest du in Zukunft besser damit umgehen?	Wir gehen oft über unsere Grenzen hinaus oder »verschieben« sie zum Wohle anderer. Finde bewusst heraus, wo deine Grenzen sind, damit du trainieren kannst, für sie einzustehen.
Was wird den morgigen Tag perfekt machen?	Nutze diese gedankliche Vorbereitung, um einen positiven Rahmen und ein gutes Gefühl für den kommenden Tag zu setzen.
Wie hast du dir heute Selbstliebe gezeigt?	Da viele Neurodivergente mit Selbstliebe hadern, trainierst du damit, auf dich selbst zu achten.
Was hast du heute gelernt?	Negative Erfahrungen gehören zum Leben. Du entscheidest, ob du darunter leidest oder daraus etwas Positives machst, um zu lernen.
Welche positiven Veränderungen wird es genau an diesem Tag in genau einem Jahr für dich geben?	Versuche, langfristig über deine Ziele und Wünsche nachzudenken und ein positives Mindset zu verankern.

Fragen für den wöchentlichen Check-in:

Frage	Warum
Worauf bist du heute stolz? (etwas, das du in den letzten Tagen/Monaten/Jahren geschafft hast)	Hiermit trainierst du dein Selbstwertgefühl und dokumentierst alles Positive, das dir in schlechten Zeiten Kraft geben kann.
Welche sensorischen Erfahrungen haben deine Woche beeinflusst?	Sensorische Empfindlichkeiten sind bei vielen neurodivergenten Menschen ausgeprägt. Das Bewusstsein darüber kann helfen, Strategien zur Selbstregulierung zu entwickeln.
In welchen Lebensbereichen läuft es in letzter Zeit gut?	Gehe strukturiert die Lebensbereiche durch und notiere dir Positives. Solltest du in anderen Bereichen zurzeit negative Erfahrungen gemacht haben, mache den Realitätscheck, bevor ein Gehirn-Trojaner wie »Alles in meinem Leben ist schlecht« Schaden anrichten kann.
Wer oder was hat in dieser Woche dafür gesorgt, dass du dich absolut ausgeglichen gefühlt hast?	Reflektiere, welche Orte, Situationen oder Menschen dir mentale Kraft geben.
Was wäre, wenn du diese Woche stolz auf dich sein könntest? Worauf könntest du stolz sein?	Mit »was wäre wenn« aktivierst du die Lösungsorientierung deines Gehirns. Positive Erfahrungen zu identifizieren, stärkt das Selbstbewusstsein und das allgemeine Wohlbefinden.
Laufen alle Lebensbereiche, wie du sie dir wünschst, oder strebst du eine positive Veränderung an?	Reflektiere deine Lebensbereiche und setze dir ggf. Ziele mit der SMART-Methode.
Was würde dich in den kommenden sieben Tagen glücklich machen?	Antizipiere positive Dinge, um den psychologischen Effekt der »selbsterfüllenden Prophezeiung« zu deinem Vorteil zu nutzen.
Welche sozialen Interaktionen waren herausfordernd oder bereichernd?	Soziale Situationen können für neurodivergente Menschen besonders anspruchsvoll sein. Die Reflexion hilft dabei, positive Begegnungen zu erkennen und eventuelle Schwierigkeiten zu verstehen.
Wie bist du mit Veränderungen und unerwarteten Ereignissen umgegangen?	Flexibilität und Anpassungsfähigkeit sind wichtige Fähigkeiten. Diese Frage kann dabei helfen, persönliche Strategien zur Bewältigung von Unsicherheiten zu identifizieren.

Frage	Warum
Welche Routinen und Systeme haben dir diese Woche geholfen? Welche musst du noch anpassen?	Die Identifikation von unterstützenden Mustern kann dabei helfen, sie zu pflegen und bei Bedarf anzupassen.
Welche Emotionen hast du in dieser Woche am häufigsten erlebt?	Das Erkennen von Emotionen kann dazu beitragen, den eigenen emotionalen Zustand besser zu verstehen und sich Stressquellen einzugestehen, bevor sie psychische Krankheiten auslösen.
Wie hast du für deine sensorische Selbstregulierung gesorgt?	Das Bewusstsein darüber, welche Stimming-Methoden gut funktionieren, ermöglicht eine gezieltere Nutzung.
Hast du deine Bedürfnisse klar kommuniziert?	Klare Kommunikation und Selbstfürsorge sind entscheidend. Die Frage hilft, Strategien zur Kommunikation zu überdenken.
Wie viel Zeit hast du dir für Regeneration geschaffen?	Pausen sind keine Belohnung, wenn man »produktiv genug« war, sondern eine Notwendigkeit. Reflektiere genau, wodurch du deine Akkus wieder auflädst.
Wie hast du dich in Bezug auf deine Ziele und Prioritäten entwickelt?	Eine klare Zielsetzung kann motivierend sein. Bewerte deine Fortschritte in Bezug auf persönliche und berufliche Ziele. Falls erforderlich, passe diese an (siehe SMART-Methode).
Welche Unterstützung oder Ressourcen hast du in Anspruch genommen?	Neurodivergente fragen ungern nach Hilfe oder Unterstützung. Versuche zu trainieren, darum zu bitten, und übe ggf. Formulierungen, um nach Hilfe zu fragen.
Wie haben deine Sinneswahrnehmungen deine Stimmung beeinflusst?	Sensorische Erfahrungen haben oft einen starken Einfluss auf die Emotionen. Machen dich bspw. bestimmte Geräusche wütend? Macht dich der Gesichtsausdruck einer Kollegin traurig oder verspürst du Angst, weil die Stimmlage einer nahestehenden Person sich emotional verändert hat?

Frage	Warum
In welchen Momenten hast du deine Kreativität ausgelebt oder neue Denkansätze entdeckt?	Kreativität kann eine wichtige Ressource für neurodivergente Menschen sein. Diese Frage unterstützt die Identifikation kreativer Ausdrucksformen und inspirierender Momente.
Wie hast du deine Energie in Bezug auf soziale Interaktionen ausbalanciert?	Soziale Interaktionen können energetisch anspruchsvoll sein. Die Überlegung, wie die Energie in sozialen Situationen verwendet wurde, fördert ein bewussteres Management sozialer Kontakte.
Garantieren dir deine Schlafgewohnheiten, Energie für den Tag zu haben?	Schlaf ist essenziell für das Wohlbefinden. Diese Frage betont die Bedeutung der Selbstreflexion hinsichtlich der Schlafgewohnheiten und kann zu einer verbesserten Schlafhygiene beitragen.

Afformationen

Das Konzept der Afformationen wurde von Dr. Noah St. John entwickelt. Sie sollen das Unterbewusstsein dazu anregen, positiv zu denken. Unter einer Affirmation versteht man einen positiven Glaubenssatz als Selbstzuspruch. Dr. Noah. St. John entdeckte allerdings, dass viele seiner Klient:innen das Gefühl hatten, sich mit Affirmationen zu belügen. Deshalb entwickelte er die Afformationen als Gegenkonzept. Sie funktionieren für neurodivergente Menschen etwas besser als Affirmationen, da unsere Gehirne besonders gern komplexe Herausforderungen lösen. Darüber hinaus haben viele neurodivergente Menschen jahrzehntelange negative Erfahrungen abgespeichert. Deshalb fühlt sich positiver Selbstzuspruch oft unecht an. Afformationen werden in Form von Fragen gestellt, anstatt als Aussagen oder Bestätigungen formuliert. Anstatt zu sagen: »Ich bin selbstsicher«, fragt man sich: »Warum bin ich so selbstsicher?« Damit wird das Gehirn dazu angeregt, nach positiven Antworten zu suchen. Das führt nachhaltig zu einer hilfreichen Veränderung von Denkmustern. Hier ein paar Afformationen speziell für neurodivergente Gehirne:

- Warum fällt es mir so leicht, für jedes Problem eine Lösung zu finden?
- Warum bereichert meine einzigartige Sichtweise die Menschen um mich herum?
- Warum kann ich auf meine Fähigkeiten und die Art und Weise, wie ich die Welt erlebe, stolz sein?
- Warum profitiert die Welt von meiner Andersartigkeit?
- Warum sind mein Selbstausdruck und meine Kreativität auch für andere Menschen wichtig und wertvoll?
- Warum ist jeder Fehler, den ich mache, eine Chance, mich weiterzuentwickeln?
- Warum wächst mein Selbstwert, wenn ich nicht mehr den Erwartungen der Gesellschaft entspreche?
- Warum fällt es mir endlich leicht, Ablehnung auszuhalten?
- Warum verbessert sich mein Leben kontinuierlich, wenn ich mich meinen Ängsten stelle?
- Warum kann ich die Funktionsweise meines Gehirns, die andere als »unnormal« empfinden, als Stärke nutzen?

Bei diesen Fragen ist es vor allem wichtig, mentale Energie in positive Antworten zu investieren. Das fällt am Anfang schwerer und man benötigt Training. Es ist auch möglich, die Fragen als »Was wäre, wenn« oder »Was würde ich gewinnen, wenn« zu stellen und zu beantworten.

- Was wäre, wenn ich für jedes Problem eine Lösung finden würde?
- Was würde ich gewinnen, wenn ich nicht mehr den Erwartungen der Gesellschaft entsprechen würde?

Bei diesen Übungen ist es entscheidend, die Antworten nicht nur zu denken, sondern aufzuschreiben. Indem du auch das Datum notierst, kannst du evaluieren, wie sehr sich dein Denken im Laufe der Zeit entwickelt hat. Trainiere auch, selbst Fragen in diesem Stil zu formulieren. Tausche dich mit anderen aus oder formuliert für euch gegenseitig Fragen zur Reflexion. So kannst du daraus auch eine Partnerübung machen.

ANTI-AUFSCHIEBEN

In unserer Gesellschaft stehen viele Menschen vor der Herausforderung, Aufgaben rechtzeitig zu bewältigen. Werden diese Herausforderungen chronisch und gehen mit großem Leidensdruck einher, wird von Prokrastination gesprochen. Obwohl chronisches Aufschieben ein weitverbreitetes gesellschaftliches Problem ist, stellt diese Verhaltensweise besonders bei ADHS eines der zentralen Probleme dar. Durch das sensible NAWI-basierte Nervensystem tendieren ADHS-Neurodivergente bei monotonen Aufgaben regelrecht zum Blockieren. Wenn eine Aufgabe weder neu noch dringlich oder interessant ist und Betroffene sich mit niemandem vergleichen können, haben sie große Schwierigkeiten, in die Umsetzung zu kommen. Auch das Emotionszentrum spielt bei »Aufschieberitis« eine große Rolle. Da unser Gehirn Emotionen intensiver verarbeitet, können die banalsten Situationen und Gedanken bereits zu emotionalen Blockaden führen. Aus dieser »extremen« Funktionsweise des ADHS-Gehirns habe ich Strategien abgeleitet, um mit wenig mentalem Aufwand zu identifizieren, was die Prokrastination auslöst. Auf dieser Basis und mit dem Verständnis dafür, wie das NAWI-basierte Gehirn funktioniert, habe ich Strategien entwickelt, wie man sie beheben kann. Die Anleitungen können nicht nur ADHS-Neurodivergenten helfen, sondern auch Personen mit anderen Neurodivergenzen und neuronormativen Menschen. Der Extremfall der Prokrastination wird in der ADHS Community »ADHS-Paralyse« genannt. Das ist der Zustand, wenn eine Person durch den Mangel an Dopamin »feststeckt« und große Schwierigkeiten hat, ins Handeln zu kommen. Mit den folgenden Methoden kann evaluiert werden, was die Ursache der Paralyse ist, um diese dann zu lösen.

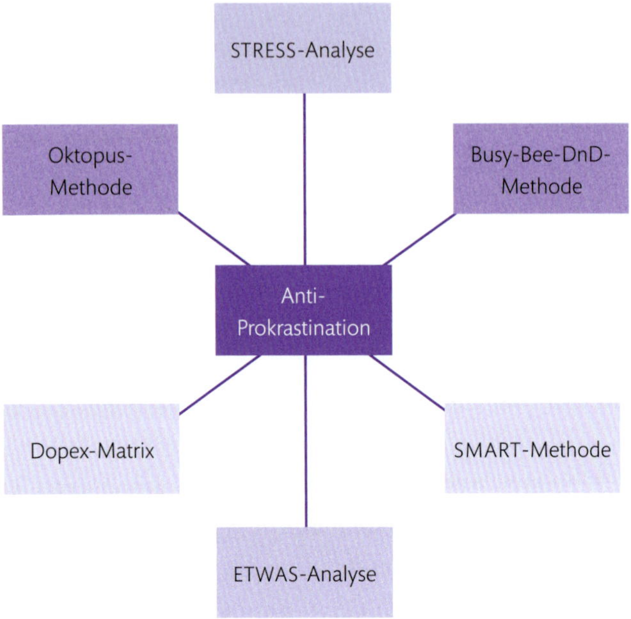

Übersicht Anti-Prokrastinationsmethoden

STRESS-Analyse: die Ursachen von Prokrastination identifizieren

Mit der Abkürzung S.T.R.E.S.S. kannst du im Handumdrehen analysieren, welche möglichen Ursachen deine Blockade hat. S.T.R.E.S.S. steht für: Schritte, Trojaner, Recherche, Emotionen, Sensorik und Selbstfürsorge. Besonders im Alltag sind schnelles Denken und Handeln gefragt. Wenn du mal wieder eine Blockade hast oder Aufgaben aufschiebst, kannst du die einzelnen Buchstaben kurz im Kopf durchgehen und überlegen, was dir fehlt. Weißt du ganz genau, was du tun musst, kennst du die Schritte? Hast du vielleicht einen (Gehirn-)Trojaner, der dich behindert? Bremst dich eine Emotion aus?

Möchtest du intuitiv sensorischen Stress vermeiden? Oder musst du generell erst einmal Selbstfürsorge betreiben, da du verständlicherweise keine Energie hast, ins Tun zu kommen? Schauen wir uns die einzelnen Faktoren im Detail an. Um dir die Übung mit der STRESS-Analyse zu vereinfachen, findest du zu jedem Aspekt außerdem einige Reflexionsfragen. Versuche, dir ein paar dieser Beispiele einzuprägen. So kannst du bei einer Blockade im Alltag schnell im Kopf durchgehen, an welchem Punkt es hängt.

S: Schritte

Oft haben wir schon bei den einfachsten Aufgaben eine Blockade, weil wir die Aufgabe nicht als Ganzes sehen. Neuronormative Menschen sehen die Aufgabe »Küche aufräumen« zum Beispiel als eine Einheit. Für uns aber ist sie ein Berg an Mini-Aufgaben, die uns überfordern können. So entsteht das plötzliche Gefühl, den Mount Everest besteigen zu müssen. Unser hyperaktives Gehirn hindert uns daran, die Aufgaben im Arbeitsgedächtnis zu ordnen, zu fassen, verfügbar zu machen und nacheinander abzuarbeiten.

Was hilft? Die Oktopus-Methode! Diese findest du auch in diesem Kapitel. Der Punkt »Schritte« hängt außerdem eng mit dem übernächsten Punkt »Recherche« zusammen. Wenn du größere Probleme bei den Schritten hast, geh in die Recherche und analysiere, welche Teilaufgaben du erledigen musst. Mögliche Reflexionsfragen zu den Schritten sind:

- Was ist die erste Handlung oder der erste Handgriff, so klein er auch sein mag?
- Was könnten sechs bis acht grobe Schritte sein?
- Welche Methoden und Tools (Apps) kannst du nutzen, um es dir hier leichter zu machen?
- Wem kannst du die Schritte erzählen?
- Auf welche Weise visualisierst du die Schritte am liebsten?

T: Trojaner

T steht für »Trojaner«. Diese habe ich bereits im Kapitel »Inventur, Stress und Emotionen« im Detail erklärt. Dort findest du auch Beispiele und die Anleitung, diese schädlichen Gehirnprogramme loszuwerden.

Trojaner-Gedanken können sich auf alles Mögliche beziehen und sich auch in der Basis deiner Grundannahmen manifestieren. Wenn du dich beispielsweise unfähig oder dumm fühlst, weil du »die einfache Aufgabe«, Rechnungen zu bezahlen, nicht hinbekommst, dann kann dich das blockieren. Geh dazu gleich weiter zum Punkt »E« der STRESS-Analyse. Mögliche Reflexionsfragen zu den Trojanern sind:

- Welche Glaubenssätze kommen beim Gedanken an die Aufgabe in dir auf?
- Hör genau hin! Mit welcher Stimme wird dieser Satz in deinem Kopf ausgesprochen? (Eltern, Großeltern, Erzieher:innen, Lehrkräfte, Führungskräfte, Freund:innen, Fremde, Internet / soziale Medien)

R: Recherche

Oft haben wir Tätigkeiten im Kopf, die auf den ersten Blick sehr einfach wirken. Da die Aufgabe aber so banal erscheint, kommen wir oft nicht darauf, dass das, was uns davon abhält, im Grunde nur der fehlende erste Schritt ist.

Geh im Kopf durch, was die erste Handlung ist, um die Aufgabe umzusetzen. Beispiel: Um eine Rechnung online zu bezahlen, musst du dich zuerst in deinem Bank-Portal einloggen können. Wenn du nicht auf Anhieb weißt, wo deine Login-Daten sind, kann das zu einer Blockade führen.

So »dumm« du dich vielleicht in diesem Moment fühlst: Wenn du des Öfteren Blockaden hast, lohnt es sich, zu analysieren, was genau dich von deinem Vorhaben abhält, und alle Schritte für ähnliche Situationen zu kennen. Solltest du eine Tätigkeit vor dir herschieben, die du absolut nicht beginnen kannst, nutze künstliche Intelligenz, um deinem Gehirn auf die Sprünge zu helfen. Du kannst zum Beispiel ChatGPT fragen, welche einzelnen Schritte notwendig sind, um im Beispiel mit der Rechnung etwas online zu überweisen. Dieses Chat-Tool kann dir auch als Spiegel und Vergleichstool dienen. Sieh das Tool als deine persönliche Assistenz an. Du kannst einfach eine Anweisung in den Chat stellen: »Hallo ChatGPT, gib mir bitte eine Liste an Schritten, um eine Online-Überweisung zu tätigen.« Als Antwort zeigt dir die KI dann eine Liste an. Diese hilft dir, keine wichtigen Punkte zu vergessen oder zu übersehen. Mögliche Reflexionsfragen zur Recherche sind:

- Welche Information fehlt dir, um direkt anzufangen?
- Wo kannst du diese Informationen finden oder wen kannst du fragen?

E: Emotionen

Schon beim Schritt »Recherche« gibt es einen Punkt, der auf die Emotionen abzielt. Emotionen können uns oft ablenken und so vereinnahmen, dass wir keine mentalen Kapazitäten mehr für die Umsetzung von Projekten haben. Macht dich das Thema wütend oder traurig? Hast du vor irgendetwas Angst? Schämst du dich wegen irgendwas in Bezug auf dieses Thema? Benenne die Emotion. Schreibe alles auf oder – noch besser – sprich es aus. Wenn du aussprichst: »Es macht mich traurig, dass ich es augenscheinlich nicht hinbekomme, eine Aufgabe zu erledigen, mit der die meisten Menschen keine Probleme hätten«, dann kannst du die Emotion teilweise loswerden. Lies mehr zum Thema Emotionen im Kapitel »Inventur, Stress und Emotionen«. Dort findest du auch eine Liste und entsprechende Formulierungen, um die konkrete Emotion zu identifizieren. Bezüglich der Emotionen gilt:

- Mach die ETWAS-Analyse: Welche Emotion steckt dahinter?

S: Sensorik

Sensorische Reize zu identifizieren, ist für neurodivergente Menschen besonders wichtig, um Blockaden zu analysieren. Die meisten neuronormativen Menschen haben keine Probleme mit sensorischen Reizen, daher können sie meist nicht nachvollziehen, wenn wir eine Blockade haben. Darüber hinaus ist es für uns schwierig herauszukristallisieren, dass eine Blockade mit einer sensorischen Schwierigkeit zusammenhängen kann. Immerhin haben andere Menschen damit ja keine Probleme. Frage dich hier, ob die aufgeschobene Aufgabe mit etwas verbunden ist, das deine Sinne stört. Nutze das Kapitel »Hochsensibilität – die verarbeitungssensitive Neurodivergenz«, um herauszufinden, welche Wahrnehmungskanäle es gibt und wie sensorische Einflüsse dich so stressen können, dass du eine Aufgabe intuitiv nicht erledigen kannst.

Musst du staubsaugen und magst den »Lärm« nicht? Hat es etwas mit Licht, einem Geruch oder Körpergefühl zu tun, dass du von deiner Aufgabe abgehalten wirst? Versuche, eine Lösung für dein Problem zu generieren. Bleiben wir beim Staubsaugen: Um dein sensibles Gehör zu schützen, kannst du geräuschreduzierende Ohrstöpsel benutzen oder auch angenehme Musik über Noise-Cancelling-Kopfhörer hören. Hast du sehr sensible Haut? Das Gefühl schrumpeliger Finger oder von Essensresten im Spülwasser können andere vielleicht ausblenden, aber dich blockiert es intuitiv. Wenn Abwaschen für dich der sensorische Horror ist, dann probiere doch mal, Spülhandschuhe zu tragen. Mögliche Reflexionsfragen zur Sensorik sind:

- Welche unangenehmen Reize verbindest du mit deinem Vorhaben?
- Wie kannst du dich schützen oder den unangenehmen Reizen entgehen?

S: Selbstfürsorge

Durch einen Mix aus verschiedenen Herausforderungen und unserer »Programmierung« in der neuronormativen Gesellschaft vernachlässigen wir oft unsere neurodivergenten Bedürfnisse. Ab dem Kindesalter lernen wir, uns neuronormativen Normen anzupassen. Wir lernen, dass wir bestimmte Bedürfnisse unterdrücken müssen, um akzeptiert zu werden und nicht aufzufallen. Der Druck, in dieses Schema zu passen, kann jedoch zu einem fortwährenden Stressfaktor werden. Im schlimmsten Fall kann das zu körperlichen wie auch psychischen Beschwerden und Erkrankungen führen. Zu wissen, dass man schneller reizüberflutet ist als die Durchschnittsbevölkerung, kann bereits ein Schritt zur Selbstakzeptanz sein. Zu akzeptieren, dass man als neurodivergenter Mensch durch Reize und Anforderungen unserer leistungsorientierten Gesellschaft schneller erschöpft ist, ist eine weitere wichtige Erkenntnis. Selbstfürsorge ist kein Luxus, obwohl sie leider immer mehr dazu gemacht wird. Sie ist ein wichtiger Teil eines gesunden und erfüllten Lebens, besonders für neurodivergente Menschen, die durch ihr sensibles Nervensystem zusätzlichen Herausforderungen gegenüberstehen. Mögliche Reflexionsfragen zur Selbstfürsorge sind:

- Welches deiner neurodivergenten Bedürfnisse hast du vernachlässigt?
- Welche Entscheidungen musst du treffen, um dich besser um deine neurodivergenten Bedürfnisse zu kümmern?

Um das Ganze etwas mit Leben zu füllen, nutzen wir ein Beispiel: Zahnarzttermin machen.

Schritte

- Schritte bis zum fertigen Zahnarzttermin anhand der Oktopus-Methode notieren. Wenn du hier Probleme hast, geh in die Recherche.
- Termin in physischen Kalender eintragen

- Mehrere Erinnerungen in Handykalender eintragen (Erinnerung durch Sprachassistenten als extra Unterstützung)

Trojaner

- Reflektiere, welche Gedanken kommen, wenn du an den Zahnarzt denkst, z. B.: »Ich bin zu dumm, mir regelmäßig die Zähne zu putzen.«
- Mach dir bewusst, dass die Symptome mit weiterem Aufschieben schlimmer werden könnten und dass Prophylaxe besser ist als die Behandlung, wenn bereits Schäden entstanden sind.

Recherche

- Andere nach Empfehlungen für ortsansässige Zahnarztpraxen fragen
- Durch Chatbots mit künstlicher Intelligenz die einzelnen Schritte für die Terminierung erstellen lassen

Emotionen

- Angst vor negativem Urteil des Zahnarztes
- Scham über den Zustand der Zähne
- Sorgen über kostspielige Behandlungen

Sensorik

- Bewusstsein, dass Behandlung eine große sensorische Herausforderung ist (Gerüche, Geschmack, Druck …)
- Angst vor Schmerz durch Sensibilität im Mundraum

Selbstfürsorge

- Reflektiere deine Emotionen und formuliere deine Bedürfnisse.
- Kommuniziere mit der Zahnarztpraxis gegebenenfalls, welche sensorischen Herausforderungen du hast.
- Sprich deine Emotionen offen an, das kann die Situation für dich bereits emotional erleichtern.

Die STRESS-Analyse ist ein erster Schritt für die Beleuchtung einer Blockade im Alltag. Da Emotionen einen immensen Einfluss darauf haben können, dass wir Dinge aufschieben, gibt es zur Ergänzung die ETWAS-Analyse. Lerne im folgenden Abschnitt, wofür »ETWAS« steht. Die Fallbeispiele helfen dir zu begreifen, wie Gefühle ein unsichtbares Hindernis darstellen können.

ETWAS-Analyse: Emotionen identifizieren

Wenn du etwas aufschiebst, solltest du als Erstes überlegen, ob es eine Emotion sein kann, die dich davon abhält, Dinge in die Tat umzusetzen. Sieh dir zur Analyse und Dokumentation ggf. das Kapitel zu Emotionen nochmal an.

Mit der ETWAS-Analyse kannst du ganz fix im Kopf durchgehen, welche Emotion beteiligt sein könnte. Wenn du merkst, dass du eine Blockade hast, sagst du zu dir: »ETWAS ist los.« ETWAS ist ein Akronym und steht für die eher unangenehmen Emotionen: Ekel, Traurigkeit, Wut, Angst und Scham. Dann überlegst du, was dir in Verbindung mit dem Thema negativ und unangenehm ist.

Ekel: Gibt es etwas, das dich in Verbindung mit dem Thema ekelt?

▶ **Beispiel:** Großtante besuchen

Egal ob es die Großtante ist oder jemand anderes aus der Familie, den du aus sozialen Gründen alle paar Wochen oder Monate besuchen musst: Schon kleinste Unannehmlichkeiten könnten dich dazu bringen, den Besuch aufzuschieben. Ist es vielleicht das Parfüm deiner Großtante? Oder liegt es daran, dass Großonkel Ernst mit seinen neuen dritten Zähnen beim Sprechen spuckt? Werde dir darüber bewusst, was dich im Zusammenhang mit der Tätigkeit ekelt.

Traurigkeit und Trauer:
Was macht dich in Verbindung mit dem Thema traurig?

▸ **Beispiel:** ein Grab oder Hinterbliebene besuchen
Trauer ist eine schmerzhafte Emotion. Wenn wir etwas zu tun haben, das uns an die Trauer erinnert oder die mentale Wunde wieder aufreißt, dann kann das zu einer Blockade führen. Solltest du es beispielsweise immer wieder aufschieben, das Grab deines verstorbenen Opas oder deine hinterbliebene Oma zu besuchen, könnte das dahinterstecken. Die Traurigkeit flammt dann wieder auf, weil du daran erinnert wirst, dass ein geliebter Mensch nicht mehr da ist. Das kann sich auch darin äußern, bestimmte Habseligkeiten der Person nicht wegräumen zu können, da der Trauerprozess erst einmal durchlebt werden muss.

▸ **Beispiel:** nicht so leistungsfähig sein wie andere
Wenn du immer wieder Situationen erlebst, in denen du siehst, dass andere bessere Leistungen erbringen als du selbst, obwohl du dich so sehr anstrengst, kann das zu Trauer führen. Vor allem neurodivergente Menschen erleben bereits ab der Kindheit Situationen, in denen andere die einfachsten Dinge scheinbar mit Leichtigkeit hinbekommen. Das führt von Trauer und Minderwertigkeitsgefühlen bis hin zu Resignation. Daraus können sich auch Glaubenssätze bilden, die dich langfristig blockieren und davon abhalten, dein Potenzial auszuschöpfen.

Wut: Was macht dich bei dem Thema wütend?

Wut ist die Emotion für das Setzen von Grenzen und zeigt deinen Wertekompass an.

▶ **Beispiel:** Geringschätzung von Servicepersonal

Wenn Respekt und Höflichkeit zu deinen Werten gehören und du der Meinung bist, dass man Servicepersonal besonders wertschätzend behandeln sollte, dann könnte dich das aufreiben. Wenn du erlebst, wie jemand nicht nach deinen Werten handelt, steigt Wut in dir auf. Diese Wut könnte sich darin äußern, dass du die anderen Gäste passiv-aggressiv auf ihr Verhalten ansprichst oder sie wiederum selbst beleidigst. Es könnte aber auch sein, dass du deine Frustration herunterschluckst. Vielleicht treibt dich diese Wut noch den ganzen Abend so um, dass du dich sogar im Bett noch ärgerst und nicht einschlafen kannst.

▶ **Beispiel:** Parkticket

In deiner Straße steht seit einer Woche ein Straßenschild, dass in ein paar Tagen die Rinnen gesäubert werden. Dazu wird ein Teil der Straße ab morgens 9 Uhr gesperrt. Es gilt absolutes Halteverbot. Du siehst das und sagst dir noch: »Oh, das darf ich nicht vergessen.« Aber du vergisst es dennoch, weil irgendetwas dazwischenkam. Deine Vergesslichkeit hat mal wieder Geld gekostet, was im Grunde vermeidbar gewesen wäre. Solche Szenarien passieren ADHS-neurodivergenten Menschen regelmäßig. Dieses Phänomen wird in der ADHS-Community »ADHS-Steuer« genannt. Jedenfalls ärgerst du dich über dich selbst. Dieser Ärger und diese Wut können dazu führen, dass du blockiert bist, was die Bezahlung des Strafzettels angeht. Denn wenn du ständig dran denkst, macht es dich wütend (»Wie dumm bist du eigentlich?«) und deine Exekutivfunktionen werden dadurch gehemmt. Du bist dann unfähig, dich an das Handy oder den Laptop zu setzen und etwas zu erledigen, das vielleicht nicht mal fünf Minuten dauert.

Angst: Wovor hast du Angst?

Angst ist eine starke Emotion, die schon seit Jahrhunderten unser Überleben sichert. Das Problem ist nur, dass die Evolution beim Thema Angst etwas hinterherhinkt.

▶ **Beispiel:** E-Mails nicht beantworten
Wenn du dein Mailprogramm öffnest, kommt kein Säbelzahntiger herausgesprungen. Außerdem ist dein Kollege auch nicht der Häuptling deines Clans, der darüber entscheidet, ob du aus der sozialen Gruppe ausgeschlossen und so zu einer geringeren Lebenserwartung verurteilt wirst. Unser Gehirn macht da aber keinen Unterschied. Je nachdem, um welches Thema es sich handelt, kann es vorkommen, dass du eine Blockade hast, deine E-Mails zu öffnen oder zu beantworten. Musst du vielleicht jemandem eine Absage erteilen, aber du bist People-Pleaser und möchtest jedem gefallen und immer nett sein? Hast du Angst davor, dass in der Mail deiner Chefin steht, dass sie dir bald kündigen will? Die Gründe sind vielfältig. Angst kann ein Treiber sein, aber auch blockieren. Wenn du wie der berühmte Strauß den Kopf in den Sand steckst, musst du dich nicht mit deiner Angst auseinandersetzen.

Scham: Wofür schämst du dich?

Scham ist ein starker Treiber. Diese Emotion ist in unserer Gesellschaft tief verwurzelt und hat eine lange Tradition. Bereits in der Bibel war Scham die Reaktion auf eine Sünde und moralisches Fehlverhalten. Aber auch außerhalb religiöser Kontexte prägte Scham die Welt. Soziale Normen und Werte werden von Generation zu Generation weitergeben. Wer von diesen Normen abweicht, wird nicht nur von der Familie, sondern auch von den engsten Mitmenschen beschämt. Scham ist die Angst, nicht zu genügen. Scham hat die Funktion, eine Verhaltensänderung herbeizuführen, wenn sich Menschen unethisch verhalten. Sie hilft dabei, nicht von der sozialen Gruppe ausgeschlossen zu werden. Scham kann uns dazu drängen, uns zu verstecken oder die Konfrontation zu vermeiden. So wie der Strauß den Kopf in den Sand steckt, um sich der Gefahr zu entziehen, so versucht das Gehirn, uns mit der Emotion Scham vor einer schmerzhaften Konfrontation zu schützen.

▶ **Beispiel:** Zahnpflege und Zahnarzttermin machen

Vielleicht plagt dich das Bewusstsein darüber, dass du eine scheinbar einfache Aufgabe, die die Pflege deiner Gesundheit betrifft, auf die lange Bank geschoben hast. »Was wird der Zahnarzt denken? Wird er meine Vernachlässigung bemerken? Wie erkläre ich die Verzögerung?« Die Gründe für die Scham können vielfältig sein. Vielleicht fürchtest du, dass dich der Zahnarzt tadeln wird, oder du möchtest vermeiden, als nachlässig oder unverantwortlich wahrgenommen zu werden.

Nun kennst du einige Beispiele, wie du die ETWAS-Analyse anwenden kannst. Beginne schon heute damit, diese Analyse in deinen Alltag zu integrieren. Wenn du merkst, dass du ein Vorhaben immer und immer wieder aufschiebst, dann frage dich: »Ist ETWAS mit mir los?« Ganz oft haben ADHS-Neurodivergente vor bestimmten Dingen Angst oder fühlen sich damit überfordert. Aus diesem Grund habe ich die Oktopus-Methode entwickelt. Im folgenden Abschnitt lernst du, wie du dich und auch deine Gedanken damit strukturieren kannst.

Oktopus-Methode: ADHS-gehirn-gerechtes Strukturieren

Regelmäßig stehen viele von uns vor dem Problem der Prokrastination, dem pathologischen Aufschieben von Aufgaben. Irgendwann habe ich mich gefragt, warum das so ist. Was hält uns auf? Es sind

- Probleme, die benötigte Zeit einzuschätzen,
- Probleme, die Anzahl der einzelnen Aufgabenschritte abzuschätzen, und
- hyperaktives Blickverhalten.

Ein typisches Phänomen des ADHS-Gehirns ist die »Zeitblindheit«. Außerdem kann es vorkommen, dass wir bei komplexen, aber gleichzeitig langweiligen Aufgaben die Anzahl der Schritte und Handgriffe nicht abschätzen können und dann »macht unser Gehirn zu«.

Die Oktopus Methode kannst du nicht nur als To-do-Liste einsetzen, sondern du kannst sie auch nutzen, um deine Gedanken zu sortieren. Außerdem kannst du folgende Dinge damit entwickeln:

- Routinen und Abläufe, z. B. Selbstfürsorge für den Morgen, Abend oder sonstige Gelegenheiten,
- sehr wichtige immer wiederkehrende monatliche Aufgaben, die du aufschiebst (ich nutze sie beispielsweise für meine Steuerabgabe an meine Steuerberaterin),
- für mehrwöchige Termine: Uni, Arbeit oder privat – ich habe die Methode mal für meine wöchentlichen Termine bei der Physiotherapie genutzt,
- tägliche Reflexion für die acht Lebensbereiche oder
- für eine »Bucket-List«: z. B. »8 Dinge, die ich schon immer erleben wollte«.

Anleitung für die Oktopus-Methode

Die Abbildung auf der nächsten Seite zeigt einen achtgeteilten Kreis. Die Kreisform ist ansprechend für das ADHS-Gehirn und enthält nicht nur visuelle Grenzen, sondern auch eine quantitative Vorgabe der Schritte. Acht Schritte sind nicht zu viele und nicht zu wenige. Die Begrenzung der Anzahl hilft, sich auf das »große Ganze« zu konzentrieren. Die Form des achtgeteilten Kreises hilft beim hyperaktiven Blickverhalten. Das ADHS-Gehirn hat dadurch beim Sehen »mehr Spaß« und ist geforderter als bei einer einfachen Liste. Die Anforderung, im Vorfeld für jeden Schritt die zeitliche Investition zu evaluieren, hilft, die Zeitschätzungsfähigkeit zu trainieren.

- Beginne irgendwo im Kreis zu notieren (eine Aufgabe oder einen Schritt einer Aufgabe).
- Notiere maximal acht Aufgaben oder Schritte.
- Du musst sie nicht im Uhrzeigersinn notieren und du musst dir noch keine Gedanken über die Reihenfolge machen!
- Überlege nun, was der sinnvollste erste Schritt ist, was der zweite und so weiter. Trage die Nummer dafür im inneren Kreis am Tentakel ein.
- Schätze ein, wie viel Zeit du für diesen Schritt benötigen wirst. Schreibe die benötigte Zeit mit in das entsprechende Feld.
- Rechne die Zeit zusammen (Investment).
- Stelle nun einen Timer und versuche, deine Zeiteinschätzung zu schlagen!

Ziel:

....

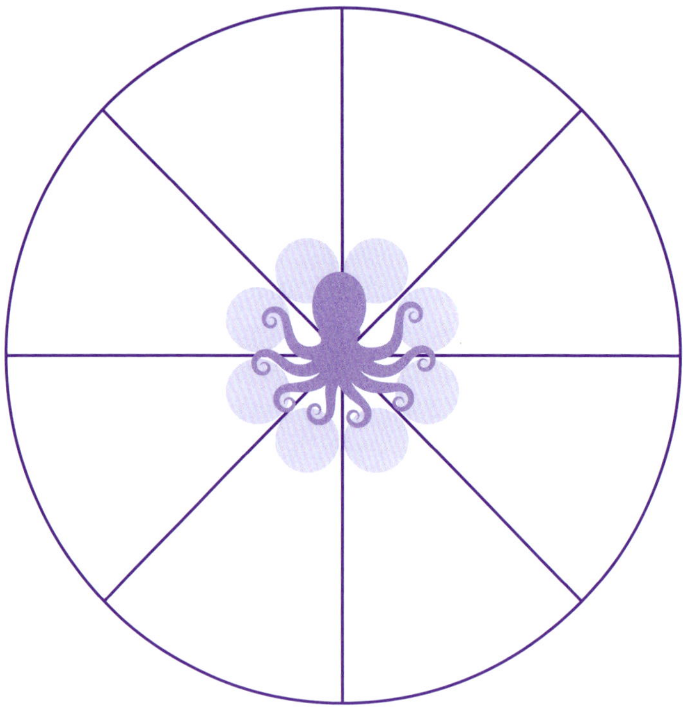

Zeitinvestment:

....

Oktopus-Methode für Einzelereignisse

▶ **Beispiel:** Bewerbung schreiben

Julia möchte sich um einen neuen Job bewerben. Mit der Oktopus-Methode verschafft sie sich einen Überblick über das Vorhaben.

Beispiel: Bewerbung schreiben

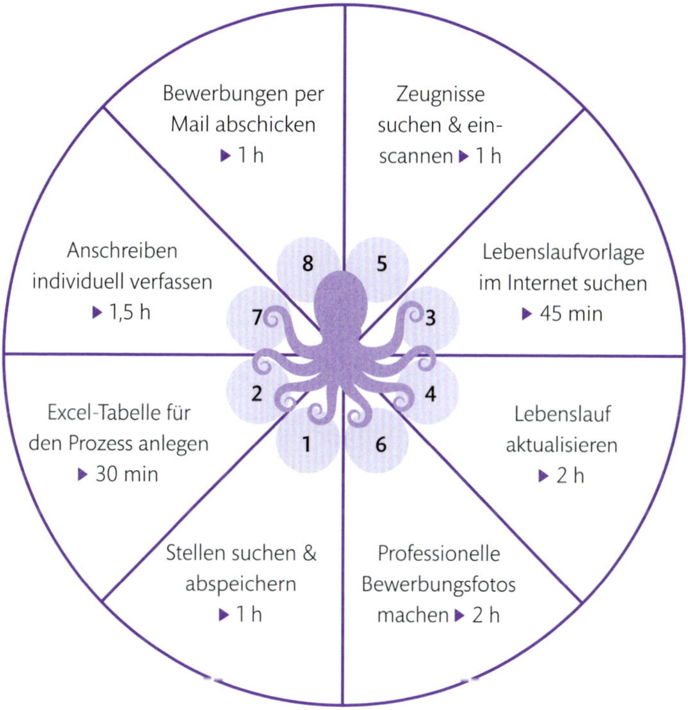

Zeitinvestment: ~ 10 h

Oktopus-Methode für Routinen

Du möchtest eine Routine für den Alltag etablieren, um zum Beispiel deinen Morgen effektiver zu gestalten oder an bestimmte Dinge zu denken, die dir guttun? Dann nutze die Oktopus-Methode für dein Routinensystem.

Mit der Oktopus-Methode erleichterst du deinem Gehirn, eine Routine einzuhalten. Indem du sie inklusive des Zeitaufwands aufschreibst, machst du es deinen Exekutivfunktionen leichter. Es wird dein Routinen-Spickzettel.

Beispiel: Morgenroutine

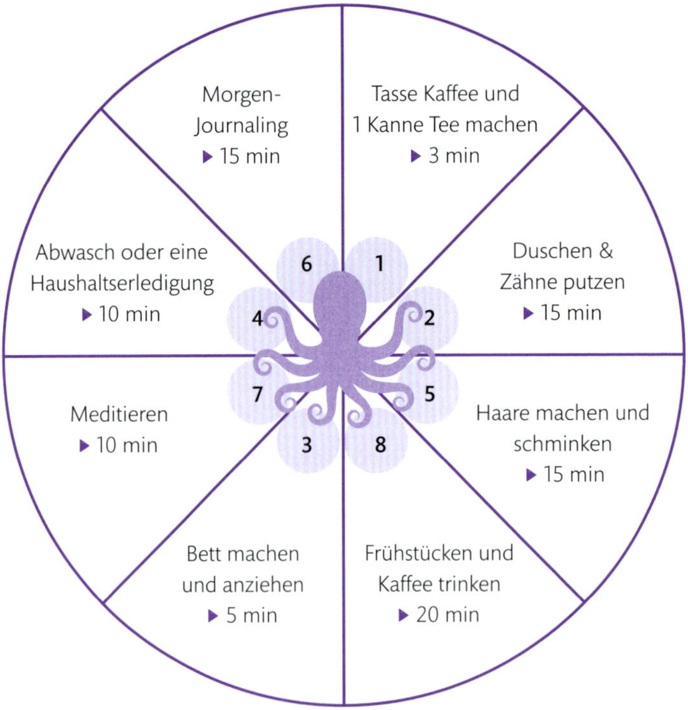

Zeitinvestment: ca. 1,5 h

Tipp: Ich habe meine Morgenroutine an einem Klemmbrett im Schlafzimmer hängen. So kann ich direkt nach dem Aufstehen einen Blick darauf werfen und muss nicht jedes Mal überlegen, welchen Schritt ich als Nächstes mache.

Dopex-Matrix: ins Tun kommen

Die Dopex-Matrix habe ich aus der Eisenhower-Matrix abgeleitet. Die Eisenhower-Matrix teilt zu erledigende Aufgaben in Dringlichkeit und Wichtigkeit ein. Da ADHS-neurodivergente Menschen jedoch sehr schwer Wichtiges von Dringlichem unterscheiden können, funktioniert diese Methode für sie nicht so gut. Auch andere Effektivitätsmethoden, wie »Eat the Frog«, also die schwersten und unangenehmsten Aufgaben als Erstes zu erledigen, sind für ADHS-Neurodivergente kontraproduktiv. Dopex ist die Abkürzung für »DOPamin-fokussierte EXekutivfunktionen«. Diese Methode ist ADHS-gehirn-gerecht, da sie die Zeitblindheit sowie Blockaden, die durch die Exekutivdysfunktion entstehen, berücksichtigt.

Was bei Menschen mit ADHS-Gehirn oft besonderen Leidensdruck auslöst, sind Aufgaben, die im Alltag erledigt werden müssen. Wenn das Gehirn ein Dopamindefizit hat, sind wir tatsächlich körperlich nicht in der Lage, Bewegung und Denken zu initiieren. Die Exekutivfunktionen des Gehirns sind für folgende Dinge zuständig:

- Ziele und Prioritäten setzen,
- Entscheidungen treffen,
- planen und danach handeln,
- Impulse kontrollieren,
- Frustrationstoleranz und
- Aufmerksamkeitskontrolle.

Wenn nicht genügend Dopamin vorhanden ist, sind diese Handlungen für ADHS-Neurodivergente oft so, als müssten sie sich zwingen, auf eine heiße Herdplatte zu fassen. Wenn sie etwas erledigen müssen, das weder neu noch aktuell dringlich, ein kleiner Wettbewerb oder interessant ist, werden die Exekutivfunktionen regelrecht »paralysiert«. Erinnere dich an das NAWI-Funktionsprinzip des ADHS-Gehirns aus dem Kapitel »ADHS & Scanner – die NAWI-basierte Neurodivergenz«.

Aus diesem Gefühl der absoluten Handlungsunfähigkeit entwickelte sich die Metapher der »ADHS-Paralyse«. Der Begriff beschreibt den Zustand, wenn Betroffene etwas tun wollen, aber die Handlung nicht initiieren können. Das kann bei den simpelsten Aufgaben eintreten wie zum Beispiel den Abwasch machen oder den Müll rausbringen. Die Anstrengung des Denkens und Handelns ist mit erheblichem Energieaufwand verbunden und manche beschreiben sie sogar als psychischen Schmerz.

Anleitung Dopex-Matrix

Die Abbildung zeigt die Dopex-Matrix. Das Raster orientiert sich an den Faktoren Zeitaufwand und Spaß/Leichtigkeit. Bei ADHS-Neurodivergenten entstehen schneller Blockaden, wenn sie den Zeitaufwand für eine Aufgabe nicht einschätzen können. Außerdem können »einfache« Aufgaben wie Routinetätigkeiten im Alltag zu langweilig sein, sodass das ADHS-Gehirn blockiert. Mit diesem Schema lässt sich eine Aufgabe, die ADHS-Neurodivergenten schwerfällt, strukturieren, und es enthält eine Anleitung dafür, ins Tun zu kommen. Stell dir eine Aufgabe vor, die mindestens ein paar Stunden dauert und die du oft vor dir herschiebst. Beispielsweise möchtest du deinen Keller ausmisten, eine Bewerbung schreiben oder einfach nur mal deinen Papierkram ordnen.

Das Schema folgt einem konkreten Ablauf. Die Reihenfolge der vier Quadranten erklärt sich wie folgt:

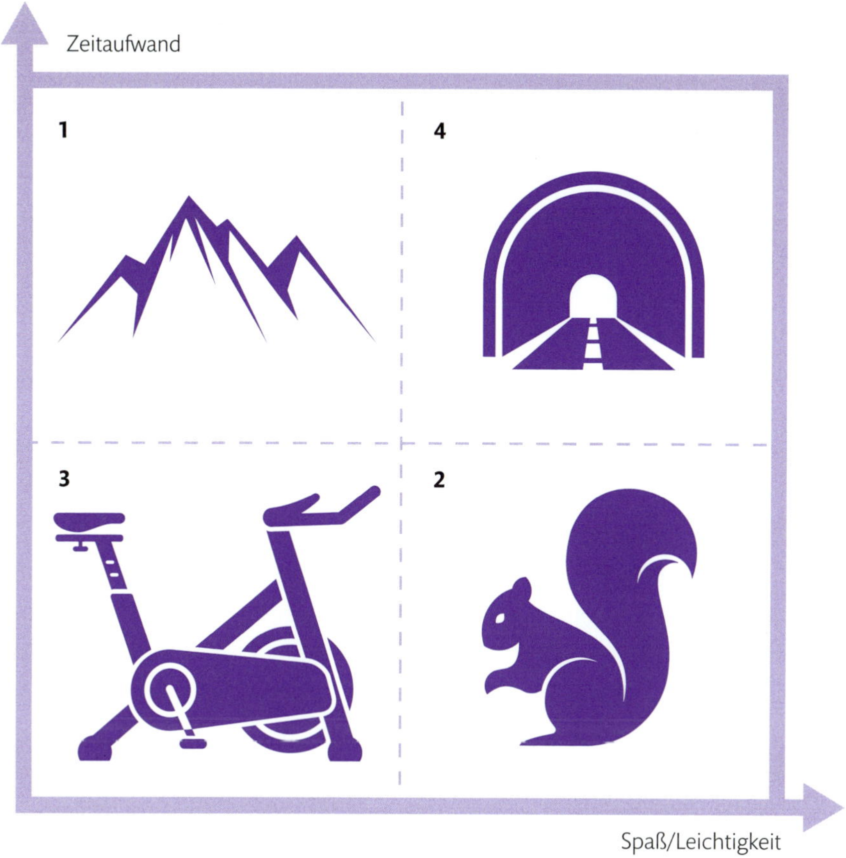

Ein Berg von Arbeit liegt vor dir (1. Quadrant). Durch deine Zeitblindheit fällt es dir schwer abzuschätzen, wie viel Zeit du dafür benötigst. Im Allgemeinen ist es keine Aufgabe, die dir grundlegend Spaß machen oder sich irgendwie leicht anfühlen würde. Die Masse an Aufgaben oder Schritten ist überwältigend. Es ist schwierig, einen Anfang zu finden. Nutze die Oktopus-Methode, um deine Gedanken und die benötigten Schritte zu visualisieren. Dann schätze grob die Zeit ein, die du für das Projekt benötigst. Es geht in diesem Schritt nicht darum, ob die Zeiteinschätzung korrekt ist. Das lernst du, sobald du die Methode für verschiedene Aufgaben mehrmals angewendet hast. Egal ob du beim allerersten Mal die Zeitinvestition zu groß oder zu klein eingeschätzt hast – mit diesen Ausgangsdaten kannst du später akkuratere Einschätzungen treffen und dein Zeitgefühl verbessern.

Fange nun mit der Aufgabe an, die dir am leichtesten erscheint. Überlege, welche Tätigkeit für dich mit den wenigsten Barrieren verbunden und schnell erledigt ist. Wenn du bei einer Sache sofort weißt, was du machen musst, dann beginne damit. Mit diesen kleinen Aufgaben sammelt dein ADHS-Gehirn Motivationstropfen wie ein Eichhörnchen Nüsse. Diese kleinen Erfolgserlebnisse sind für dein Gehirn der Treibstoff, den du benötigst, um den großen Berg zu bezwingen (2. Quadrant).

Im 3. Quadranten erledigst du Aufgaben, die insgesamt wenig Zeit in Anspruch nehmen, aber am Anfang langweiliger oder nerviger erschienen. Dein Gehirn ist nun wie ein Schwungrad angeschmissen. Vielleicht kennst du ja Spinning-Kurse in Fitnessstudios? Spinningräder sind anfangs auch schwergängig, aber wenn sie einmal in Bewegung gekommen sind, dann können sie nicht so leicht gestoppt werden. Schau in dieser Phase jederzeit wieder auf die Oktopus-Vorlage, was du als Nächstes erledigen musst. Die Dopamin-Energie kannst du auch nutzen, um je nach Komplexität der Aufgabe weitere Teilaufgaben herunterzubrechen. So machst du es dir später leichter. Du erstellst dir sozusagen einen Spickzettel für dein Arbeitsgedächtnis.

Im 4. Quadranten fühlt sich die Arbeit leicht an. Die Exekutivfunktionen haben genug Treibstoff, um »flüssig zu laufen«. In dieser Phase kannst du deinen Hyperfokus nutzen, um einen großen Teil des Projekts abzuarbeiten.

Mit dieser Methode baust du Stück für Stück den riesigen Berg an Aufgaben ab und kannst deine »Blockade des Anfangens« durchbrechen.

Das Time-Boxing und die Pomodoro-Technik unterstützen dich zusätzlich dabei, Aufgaben endlich anzugehen und zu erledigen. Mit der Time-Boxing-Methode arbeiten die erfolgreichsten Menschen der Welt. Sie machen sich keine To-do-Listen, sondern formulieren Ziele und blocken sich dann Zeitintervalle von mehreren Stunden, um an diesen Zielen zu arbeiten.

Die Pomodoro-Technik schlägt Arbeitssprints von 25 Minuten vor. Nach 25 Minuten sollte eine fünfminütige Pause eingelegt werden. Für Menschen mit ADHS-Gehirn empfehle ich einen Arbeitssprint von 45 Minuten. Danach sollte es nur eine kurze Unterbrechung geben, um auf die Toilette zu gehen oder etwas zu trinken, um den Schwung nicht zu verlieren. ADHS-Neurodivergente haben häufig das Gefühl, dass es sich nicht lohnt, mit etwas anzufangen, da es sich so schwer anfühlt, in die Konzentration zu kommen. Die Dopex-Methode in Verbindung mit Zeitblöcken und der Pomodoro-Technik kann diesem Gefühl entgegenwirken.

Busy-Bee-DnD-Methode: Haushalt & Ordnung

Bevor es zur Anleitung und in die Praxis mit der Busy-Bee-DnD-Methode geht, ist es hilfreich, die Theorie hinter den Herausforderungen zu verstehen. Unordnung ist auf mehreren Ebenen schlecht für die mentale Gesundheit. Die visuellen Eindrücke einer chaotischen Wohnung oder eines unaufgeräumten Arbeitsplatzes können die Konzentration verschlechtern. Darüber hinaus hat Unordnung auch einen emotionalen Einfluss, der Stress auslösen kann. In unserer Gesellschaft wird suggeriert, dass man als erwachsener Mensch die eigene Wohnung ordentlich zu halten habe, das Gegenteil zeuge von Unreife, Verantwortungslosigkeit oder einem schlechten Charakter. Dieses Thema ist für viele Menschen mit Scham besetzt. Diese scheinbar einfache Aufgabe stellt für manche neurodivergente Menschen eine große Hürde dar. Der Kreislauf folgender Ursachen bedingt die Schwierigkeiten beim Aufräumen:

- Fehlende Objektpermanenz: »aus den Augen aus dem Sinn«
- Konzentrationsblindheit: »Das habe ich nicht gesehen.«
- Zeitblindheit: »Ach, du meine Güte! Ich komme zu spät!«

Fehlende Objektpermanenz

Die Fähigkeit der Objektpermanenz wurde vom Kinderpsychologen J. Piaget identifiziert. Er postulierte, dass ein Kleinkind im Alter von acht bis zwölf Monaten die Fähigkeit entwickelt, Gegenstände zu erinnern, auch wenn sie aus dem Blickfeld verschwinden. Das Kind ist dann in der Lage, sich Personen und Objekte unabhängig von der aktuellen Situation vorzustellen. Dieses Konzept wurde auf die Probleme von ADHS-neurodivergenten Personen übertragen: Gegenstände, aber auch Personen »vergessen« zu können, wenn es keine visuellen Reize gibt, die an sie erinnern. Dieses Phänomen entsteht aufgrund der Probleme mit dem Gedächtnis und den Exekutivfunktionen.

Die fehlende Objektpermanenz zeigt sich so im Alltag: Wir behalten Gegenstände und zu erledigende Dinge intuitiv im Sichtfeld, damit wir sie nicht vergessen. Ein großes und sehr belastendes ADHS-Phänomen ist der »Aus-den-Augen-aus-dem-Sinn-Effekt«. Regelmäßig stehen ADHS-Neurodivergente vor dem Problem, wichtige Objekte nicht wiederzufinden. Wir folgen dem ersten Impuls, etwas besonders gut wegzuräumen, damit es nicht verlorengeht. Sobald der Gegenstand jedoch in einem Schrank oder in einer Schublade ist, vergessen wir, dass wir damit noch etwas zu tun hatten. Beispielsweise werden so häufig Rechnungen vergessen, wenn sie sich nicht im Sichtfeld befinden. Durch dieses intuitive Verhalten entstehen die ADHS-typischen »Doom-Piles«. Das sind Haufen von Gegenständen oder Papierkram, die wir zur Seite legen, um sie »später mal ordentlich aufzuräumen«.

Blindheit durch Konzentrationsschwäche

In der Psychologie wird dieses Phänomen auch »Blindheit durch Unaufmerksamkeit« genannt. In einer Untersuchung konnte bewiesen werden, dass die meisten Menschen sogar auffällige Reize ausblenden, wenn sie sich auf eine spezifische Sache konzentrieren. Das Gehirn blendet alles andere aus. Das passiert bei ADHS-Neurodivergenz häufiger als bei neuronormativen Menschen, da das Gehirn in Situationen, in denen ein Dopamindefizit herrscht, nicht das »sieht«, was momentan wichtig wäre. Dann werden Gegenstände gesucht, obwohl sie direkt vor einem liegen. Hier zeigt sich ein paradoxes Phänomen beim ADHS-Gehirn: ADHS-Neurodivergente lassen Gegenstände offen herumliegen, damit sie sie nicht vergessen und schnell finden. Gleichzeitig kann es Situationen geben, in denen sie objektiv sichtbare Gegenstände nicht finden, weil das Gehirn durch zu viele Reize überlastet ist und diese ausblendet.

Zeitblindheit

Der ADHS-Experte Dr. Russel Barkley erklärt die Zeitblindheit bei ADHS-Neurodivergenten als »Kurzsichtigkeit gegenüber der Zukunft«. Sie tendieren dazu, das zu tun, was im Moment gerade ihr Interesse weckt. Andere Aufgaben und Tätigkeiten fallen somit aus dem Arbeitsgedächtnis, obwohl man sie sich fest vorgenommen hat. Zeitblindheit zeigt sich auch darin, dass die Zeit, die man für etwas benötigt, schlecht abgeschätzt werden kann. ADHS-Neurodivergente kalkulieren für manche Tätigkeiten entweder viel zu viel oder viel zu wenig Zeit ein. Das zeigt sich dann, wenn sie in Zeitnot geraten oder zu Terminen zu spät kommen. Darüber hinaus kann Zeitblindheit auch Prokrastination hervorrufen. Wenn der Zeitaufwand so groß eingeschätzt wird, dass sich die Bewältigung einer Aufgabe wie das Erklimmen des Mount Everest anfühlt, werden Aufgaben aufgeschoben.

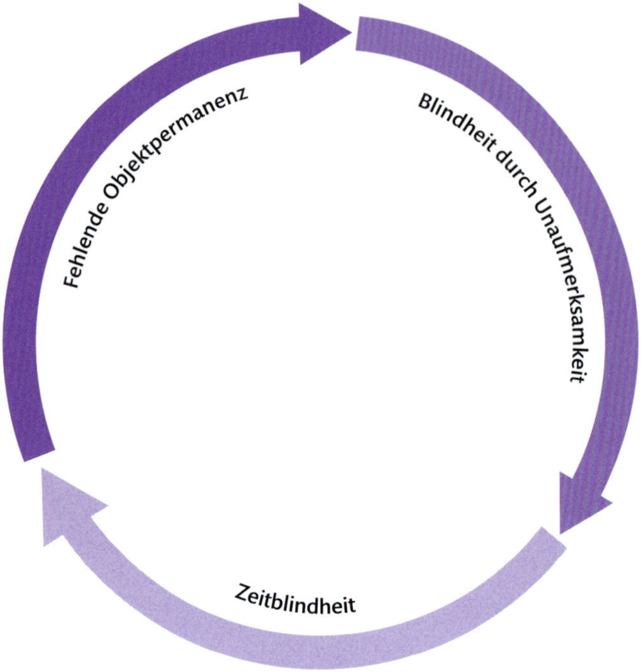

Der Kreislauf dieser drei Phänomene zeigt sich im Alltag wie folgt: Luisa holt die Post und legt den Stapel an Zeitungen und Briefen auf ihre Couchlehne, um alles zu einem günstigeren Zeitpunkt durchzusehen. Sie möchte kommende Woche einkaufen gehen und gleichzeitig ein paar Wochenangebote nutzen. Dazu möchte sie die Zeitungen durchsehen und die passenden Angebote herausschreiben. Die Briefe, die sie bekommen hat, macht sie schnell auf und wirft einen kurzen Blick hinein. Es ist nicht sehr dringend, sie hat noch zwei Wochen Zeit für die Beantwortung. Sicherheitshalber lässt sie die Briefe trotzdem in ihrer Nähe liegen, damit sie sie nicht vergisst (fehlende Objektpermanenz). Nach einigen Tagen sind die Zeitungen und die geöffneten Briefe mit ihrer Umgebung »verschmolzen« und Luisa »sieht« sie nicht mehr (Blindheit durch Unaufmerksamkeit). Sie kann sich auch nicht mehr daran erinnern, dass sie eigentlich Angebote ansehen wollte und dass sie noch einen behördlichen Brief beantworten muss. Durch einen Zufall erinnert sie sich an den Brief und die Beantwortungsfrist. Sie schaut auf das Datum und erschrickt. Sie denkt, dass sie den Brief erst gestern bekommen hat und nicht schon vor anderthalb Wochen (Zeitblindheit). Sie versucht, sich daran zu erinnern, wo sie ihn hingelegt hat. Dadurch, dass sie auf den Stapel von Zeitungen und Briefen weitere Zeitschriften gelegt hat, gerät sie in Stress, weil sie die Briefe nicht sieht. Luisa stellt bei der Suche ihre Wohnung auf den Kopf. Extrem gestresst findet sie den Brief und macht sich sofort an die Arbeit. Sie hat durch die Suche noch mehr Unordnung in ihrer Wohnung gemacht und ist sehr emotional, weil ihr das häufiger passiert. Sie ist traurig und gleichzeitig wütend auf sich. Dieser emotionale Stress lähmt sie: Sie kann ihre Wohnung deshalb nicht aufräumen. Dieser Kreislauf kann sich mehrere Male wiederholen, bis sie durch die Ankündigung von Besuch endlich die Energie aufbringt, Ordnung zu schaffen.

Solche Situationen kennen ADHS-Neurodivergente zur Genüge. Bei dieser Art Herausforderung ist es empfehlenswert, sich der Phänomene bewusst zu werden, die dazu führen, und dann Lösungen zu entwickeln. Außerdem ist es ratsam, andere Menschen ins Boot zu holen, die einen dabei unterstützen, sich daran zu erinnern oder diese kleinen Aufgaben zu erledigen.

Entscheidungsmüdigkeit

Decision-Fatigue, zu Deutsch: Entscheidungsmüdigkeit, ist das psychologische Phänomen, dass Menschen durch das Treffen von zu vielen Entscheidungen in ihrem Alltag kognitiv ermüden. Egal wie banal eine Entscheidung auch erscheint (z. B. »Was ziehe ich an?« oder »Was esse ich zu Mittag?«): Sie erfordert mentale Energie. Das kann dazu führen, dass die Qualität der getroffenen Entscheidungen im Laufe des Tages abnimmt, dass die Selbstkontrolle beeinträchtig wird oder dass Menschen dazu neigen, impulsivere oder weniger optimale Entscheidungen zu treffen. Außerdem kann es dazu führen, dass ADHS-Neurodivergente in die »ADHS-Paralyse« kommen, wenn die mentalen Ressourcen erschöpft sind. Menschen neigen dazu, nachlässiger zu werden und eher Versuchungen nachzugeben, wenn sie müde sind (z. B. ungesundes Essen).

Es gibt Strategien zur Bewältigung: Routinen und Systeme helfen dabei, die Decision-Fatigue zu reduzieren und Kräfte für wichtige Entscheidungen zu sparen. Entscheidungsmüdigkeit kann in verschiedenen Lebensbereichen auftreten, zum Beispiel bezüglich Arbeit, Finanzen (Einkauf), Gesundheit (Ernährung), Alltag etc.

Das ADHS-Gehirn ist auf Effektivität programmiert. Bei einer größeren Auswahl an Optionen spielt es alle möglichen Eventualitäten sowie Vor- und Nachteile durch. Unbewusst wird abgewogen, welche die beste Entscheidung ist. Das wird häufig mit Overthinking verwechselt, was auch bei neuronormativen Menschen vorkommt, bei hyperaktiven ADHS-Gehirnen aber viel häufiger. Die Auswirkungen der Entscheidungsmüdigkeit können schlussendlich sogar zur »Analyse-Paralyse« führen oder, wie bereits erwähnt, zur »ADHS-Paralyse«.

Um die Entscheidungsmüdigkeit zu reduzieren, ist es besonders für ADHS-Gehirn-Besitzer:innen von immenser Wichtigkeit, Systeme aufzusetzen, um Optionen und damit auch Entscheidungen zu reduzieren.

Hier möchte ich dir ein paar Tipps geben, wie du das manuell tun kannst:

- Wirf bei zwei Optionen eine Münze.
- Würfle mit einem normalen oder auch einem »Dungeons-and-Dragons«-Würfel – es gibt viele tolle Formen und Farben. (Das DnD im Namen der Methode steht übrigens auch für Dungeons and Dragons.)
- Bastle dir ein Glas oder einen Korb mit Losen (z. B. für Aufgaben).
- Lass jemand anderen für dich entscheiden (Freunde, Familie etc.).

- Erstelle dir eine Busy-Bee-Vorlage für den Haushalt und das Essen und hänge sie gut sichtbar bei dir zu Hause auf.

Tipps, wie du künstliche Intelligenz und Apps nutzen kannst:

- Gib deine Fragen in sprach- und textbasierte Chatbots ein, die künstliche Intelligenz einsetzen.
- Eine logische Aufschlüsselung für Entscheidungen zu haben, hilft dir, mentale Ressourcen zu sparen.
- Chatbots können dir auch helfen, ein Skript, z. B. für E-Mails oder Anrufe, zu schreiben, falls du eine Blockade hast.
- Nutze Apps und kostenlose KI-gestützte Produktivitätstools im Internet.
- Lass Aufgaben in Teilschritte herunterbrechen.
- Künstliche Intelligenz kann auch den Zeitaufwand für eine Aufgabe einschätzen.
- Erstelle dir ein Losrad über kostenlose Roulette-Apps für Entscheidungen im Alltag (z. B. welches Obst du heute essen sollst).

Anleitung Busy-Bee-DnD-Methode

Für diese Routinen ist die Methode gut:

- Wohnung ordentlich halten,
- ein einzelnes Zimmer aufräumen,
- Routineaufgaben an der Arbeit,
- Spickzettel für Ernährung ...

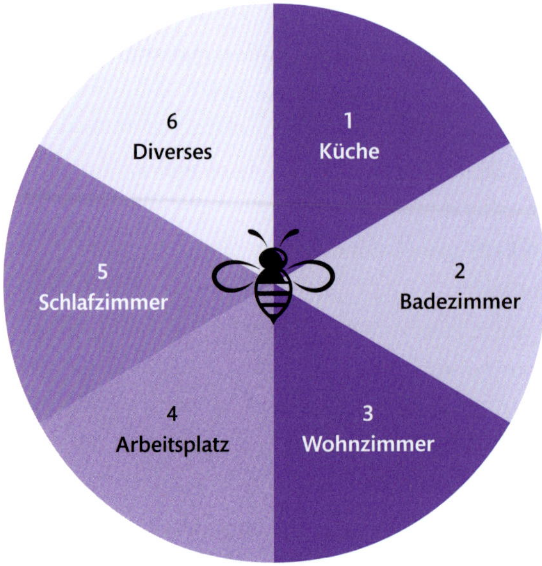

1 Küche

1. Abwasch erledigen
2. Katzenklo säubern
3. Arbeitsplatten wischen
4. Bodenkrümel saugen
5. Boden wischen
6. Kaffeemaschine säubern
7. Müll wegbringen
8. Pfand wegbringen
9. Kühlschrank reinigen

2 Badezimmer

1. WC innen säubern
2. WC außen säubern
3. Waschbecken wischen
4. Fliesen wischen
5. Badewanne schrubben
6. Spiegel putzen
7. Flächen divers & Regale wischen
8. Staub wischen
9. Kosmetik sortieren

3 Wohnzimmer

1. Balkon fegen
2. Staub wischen TV
3. Couch ordnen
4. Decken waschen
5. Couchtisch aufräumen
6. Kram auf Boden verräumen
7. Fenster & Spiegel putzen
8. Esstisch aufräumen
9. Regale Staub wischen

4 Arbeitsplatz

1. Laptop links verräumen
2. Laptop rechts verräumen
3. blaue Ablage sortieren
4. Kram divers Tisch aufräumen
5. Kram divers Sesselablage gelb verräumen
6. Clutter verräumen
7. Kartons/Kram verräumen

5 Schlafzimmer

1. Nachttisch sortieren
2. Kleidung waschen
3. Kleidung aufhängen
4. Kleidung verräumen
5. Spiegel abstauben
6. Bodenkram aufräumen
7. Klamotten sortieren
8. Bettwäsche wechseln

6 Diverses

1. Kartons sortieren
2. Briefe abheften
3. Staubsaugen
4. Flur aufräumen
5. Schuhe putzen
6. 30-Min.-Erledigung
7. Plattenspieler
8. Zeitungen sortieren
9. Brillen/Schuhregal aufräumen

Vorbereitung der Busy-Bee-DnD

Zeichne einen Kreis und teile ihn in sechs Abschnitte auf oder nutze die Busy-Bee-DnD-Vorlage. In jedes Sechstel schreibst du einen Raum, einen Bereich oder ein Thema. Nun notierst du dir sechs bis neun dazugehörige Teilaufgaben. Wenn du die Busy Bee zum Beispiel für deinen Haushalt erstellst, notiere dir die Handgriffe, die du regelmäßig erledigen möchtest, damit du dich in deinem Zuhause wohl fühlst. Zum Beispiel könnte das sein, dass die Armaturen am Waschbecken immer sauber und glänzend sein sollen, ohne Kalkflecken. Dafür möchtest du aber nicht jede Woche auf den Regalen Staub wischen. Für diese Aufgaben, die mehr Handgriffe und Zeit benötigen, kannst du die Dopex-Matrix verwenden.

Überlege dir ganz genau, was die einzelnen Schritte oder Handgriffe sind. Im Alltag machen wir uns kaum Gedanken darüber, wie viele Handgriffe man braucht, um Ordnung zu halten oder zu putzen. Wenn wir sie aber einmal aufgeschrieben haben, können wir die Vorlage das nächste Mal als »Spickzettel« benutzen. Vielleicht hast du schon einmal etwas von »Mental Load« gehört. Das sind all die Aufgaben, Termine und Dinge, die wir in unserem Kopf organisieren müssen und die uns wertvolle mentale Ressourcen rauben können. Wenn du dir einen »Spickzettel« erstellt hast, kannst du dir zukünftig einiges an Mental Load sparen.

Sobald du deine Vorlage fertig hast, schiebe das Blatt in eine Klarsichtfolie. So kannst du deine Busy-Bee-Vorlage mehrmals verwenden und sparst Papier. Besorge dir einen normalen Sechser-Würfel, mehrere »Dungeons-and-Dragons«-Würfel oder lade dir eine App dafür herunter. Los geht's!

Beispiel: Aufräumen und Putzen mit der Busy-Bee-DnD-Methode

- Nimm dir deine Würfel zur Hand und würfle dreimal. Die Augenzahlen stehen für einen Raum oder ein Gebiet, den oder das du vorher definiert hast. Erwürfle dir nun mindestens drei Aufgaben pro Raum, kreuze sie an und beginne damit, sie zu erledigen.

- Lege deine Vorlage zentral ab, sodass du zwischendurch draufschauen und sie abhaken kannst. Stelle einen Timer auf 25 Minuten.
- Wirf einen kurzen scannenden Blick auf die angekreuzten Aufgaben und beginne mit dem, was dir im Moment am meisten Spaß machen würde (nutze deine Impulsivität).
- In den Momenten, wenn du die Energie verspürst, etwas ganz anderes zu machen oder du etwas anderes siehst, das du impulsiv machen willst, dann mach das. Streich es dann von der Liste.
- Wiederhole das täglich, bis alle Aufgaben erledigt sind.
- Führe für die letzten Aufgaben, die übrig bleiben und die du immer weiter prokrastinierst die STRESS-Analyse durch oder frage jemanden, ob er oder sie dir die Aufgaben abnehmen kann.
- Wische alles ab. Beginne von vorn.
- Bonus: Wenn du selbst »Dungeons and Dragons« kennst, nutze das Spielprinzip. Du kannst dir auch immer wieder neue Würfel und Spielregeln ausdenken. Deiner Kreativität sind keine Grenzen gesetzt.

Warum diese Methode funktioniert

Mit der Busy-Bee-DnD-Methode werden Routinen zu einem Spiel und zum Wettbewerb gemacht. Der Würfel nimmt dir die »Arbeit« der Entscheidung ab. Die Liste abzuhaken, ist für dein Gehirn eine Belohnung. Die verschiedenen Arten bzw. Ansätze des Würfelns sind immer etwas Neues für dein Gehirn, wodurch es die Routineerledigung länger durchhält.

SMART-Methode: Ziele definieren

Ziele exakt formulieren zu können, ist eine Fähigkeit, die einen immensen Einfluss darauf haben kann, wie erfolgreich wir im Leben sind. Die Methode kommt ursprünglich aus dem Projektmanagement und wurde zunächst nur im unternehmerischen Kontext benutzt. Das Konzept kann aber auch im persönlichen Leben verwendet werden. Es hilft dabei, einen klaren Plan zu erstellen, um endlich die Vorhaben umzusetzen, die man sich immer wieder vornimmt. Wenn du Sätze von dir kennst wie »Das könnte ich auch mal angehen, …« oder »Dies und jenes müsste auch mal gemacht werden«, dann ist dieser Leitfaden genau das Richtige für dich.

Ich möchte hier betonen, wie wichtig es ist, die SMART-Methode verstanden zu haben und genau anwenden zu können. Auch ich habe die Kraft dieser Methode lange unterschätzt. Obwohl ich bereits Berührungspunkte in Ausbildung, Studium und Beruf damit hatte, habe ich sie erst Jahre später richtig verstanden. Wenn die Zieldefinition mit der SMART-Methode regelmäßig geübt wird, wird es von Mal zu Mal leichter, Vorhaben umzusetzen.

Viele von uns stehen im Alltag vor Herausforderungen, wenn es darum geht, Aufgaben anzupacken und umzusetzen. Die SMART-Methode bietet die Möglichkeit, aus einer vagen Idee schrittweise ein konkretes Ziel zu entwickeln. SMART steht für: spezifisch, messbar, attraktiv, realistisch und terminiert.

- **Spezifisch:** Das Ziel muss präzise, konkret und eindeutig bezüglich Bereich, Ort, Zeit und Situation benannt werden.
- **Messbar:** Das Ziel muss quantifizierbar, erfassbar und überprüfbar bezüglich Zahlen und Daten sein. Den Maßstab kannst du selbst definieren.
- **Attraktiv:** mehr als »wäre ganz nett«: Das Gefühl muss stark genug sein, entweder weg vom Schmerz oder hin zur Freude; dein Wunsch, das Ziel zu erreichen, sollte groß genug sein, damit du auch bereit bist, dafür Ressourcen einzusetzen, zum Beispiel Zeit oder Willensstärke.

- **Realistisch:** Wunsch und Ziel sollten angemessen und im Rahmen der Möglichkeiten sein. Größere Ziele sollten dir auch ein wenig Respekt einflößen. Die sogenannten »Stretch-Goals« sind dafür da, dass du über eine Grenze gehen kannst, die du vorher vielleicht nicht für möglich gehalten hättest.
- **Terminiert:** Das Ziel muss zeitlich begrenzt sein, um den Erfolg messen zu können.

Ist dein Ziel gesteckt, kannst du in die Analyse gehen, ob deine Zielformulierung adäquat ist oder welche Stellschrauben du anpassen könntest. Ziele, die nicht greifbar oder quantifizierbar sind, sind schwierig zu definieren und zu analysieren.

Ein Beispiel für ein negativ formuliertes Ziel ist: »Ich möchte nicht mehr rauchen.« Das Gehirn kann Worte wie »nein«, »nicht« oder »keine« nicht verarbeiten und streicht sie. Das bedeutet, dass aus deinem Vorhaben im Gehirn plötzlich »Ich möchte (mehr) rauchen« wird. Erste Lektion: Wir müssen unsere Ziele also positiv formulieren.

Sei dir besonders darüber im Klaren, dass die Umsetzung eines langfristigen Ziels als ADHS-neurodivergenter Mensch anstrengender sein kann als für neuronormative Menschen. Da wir unsere Fähigkeiten zur Impulsunterdrückung täglich intensiver beanspruchen, kann die Umsetzung eines Ziels mithilfe von Selbstdisziplin eine Herausforderung darstellen. Sei dir bewusst, welche mentalen Kräfte und Ressourcen du für welche deiner Ziele einsetzt. Im Vorfeld kann es hilfreich sein, dieses Verhalten zu analysieren.

Fallbeispiel: Doom-Scrolling abgewöhnen

Doom-Scrolling kommt aus dem Englischen und bedeutet, dass man stundenlang in den sozialen Medien scrollt, sich von den Inhalten berieseln lässt und dadurch alles um sich herum vergisst. Johanna verbringt ihre Freizeit häufig stundenlang auf Instagram oder TikTok. Sie scrollt manchmal mehrere Stunden durch diese Apps und kann sich sehr schlecht davon lösen. Nach dieser Zeit weiß sie meist gar nicht, was sie sich eigentlich angesehen hat. Außerdem ärgert sie sich, weil sie andere Dinge hätte erledigen können. Sie erkennt, dass Doom-Scrolling ein großer Zeitfresser ist. Allerdings weiß sie nicht, wie sie dieses Verhalten ändern soll. Mit der SMART-Methode definiert sie ein Ziel, um sich dieses Verhalten abzugewöhnen.

Spezifisch: Für welchen Zeitraum oder in welchen Situationen möchtest du dein Doom-Scrolling ändern?

- Antwort: sobald ich von der Arbeit nach Hause gekommen bin, am Wochenende nach dem Aufwachen, abends vor dem Schlafengehen
- Nachfrage: In welcher der drei Situationen hätte die Veränderung den größten positiven Effekt auf dein Leben? (Sei ganz spezifisch und nimm dir eine Situation nach der anderen vor.)
- Antwort: Sobald ich von der Arbeit gekommen bin, denn ich verschwende oft zwei bis drei Stunden und merke es gar nicht.

Messbar: Wie kannst du messen, ob die Verfolgung deines Ziels erfolgreich ist?

- Antwort: Ich kann die verbrachte Zeit und das Öffnen der App in den Handy-Einstellungen einsehen und daraus Ziele ableiten.

Attraktiv: Welche Vorteile hat es, wenn du dir Doom-Scrolling abgewöhnst?

- Antwort: Ich kann die Zeit für mein Wohlbefinden und meine mentale Gesundheit nutzen, indem ich zu Hause Ordnung mache, Selbstfürsorge betreibe, energiespendende Hobbys betreibe, private Projekte vorantreibe und beende, Familienmitglieder oder andere Lieblingsmenschen kontaktiere und mich nach ihnen erkundige …

Realistisch: Ist es realistisch, dass du dir Doom-Scrolling komplett abgewöhnst?

- Antwort: Nein, womöglich ist es nicht realistisch, aber ich möchte die Nutzungszeit der Apps reduzieren und meine wertvolle Zeit besser nutzen.

Terminiert: Wie lange möchtest du dir für die Umsetzung dieses Ziels Zeit geben?

- Antwort: Ich möchte zwei Wochen lang an dem Ziel arbeiten, meine Nutzungszeit für Doom-Scrolling um 50 Prozent zu reduzieren.

Am Ende kannst du nochmal zurück zum Aspekt »M« gehen und dir überlegen, wie du messen kannst, ob du die Zeit sinnvoller genutzt hast.

- Antwort: Ich notiere mir täglich nach den zwei Stunden, was ich gemacht oder geschafft habe.

Ausformuliertes Ziel: Ich will die Zeit, die ich mit Doom-Scrolling verbringe, reduzieren, um sie in andere Tätigkeiten zu investieren. Dabei achte ich zwei Wochen lang darauf, dass ich mir für zwei Stunden nach dem Nach-Hause-Kommen direkt etwas Wertvolles vornehme und mein Handy ausschalte.

Nutze zum Erreichen deines Ziels gern andere Tools wie zum Beispiel die Oktopus-Methode. Du kannst damit die Vorteile visualisieren, die es hat, wenn du deine Zeit für wertvollere Dinge aufwendest. Befestige das Blatt am besten an einem gut sichtbaren Ort auf Augenhöhe und positioniere es alle zwei Tage um, um der Blindheit durch Unaufmerksamkeit entgegenzuwirken.

STÄRKEN BEI AHA-NEURODIVERGENZ UND MINDSET-TOOLS

Menschen mit den Neurovarianten ADHS, Hochsensibilität und Autismus (AHA) haben nicht nur einige Herausforderungen gemeinsam, sondern auch spezielle Stärken durch die Art und Weise, wie ihr Gehirn »verdrahtet« ist. Oft ist es leider so, dass sie mit diesem ganz spezifischen Repertoire an Stärken von anderen Menschen fehlinterpretiert werden. Da viele AHA-neurodivergente Menschen durch negative Erfahrungen in ihrer Kindheit und Jugend ein niedrigeres Selbstvertrauen haben, ist es hilfreich, sich dieser Stärken bewusst zu werden. Wenn ADHS-neurodivergente Menschen ihre Stärken entdecken, haben sie große Chancen, sie für die Schaffung finanzieller Freiheit einzusetzen. Das wiederum schafft psychische Sicherheit. Darüber hinaus lassen sich die meisten ADHS-Herausforderungen und -Bedürfnisse mit Geld lösen oder stark erleichtern. Berühmte deutsche Personen mit der Spätdiagnose ADHS sind unter anderem Felix Lobrecht, Anissa »Anni The Duck« Baddour, Sarah Kuttner oder Dr. Eckart von Hirschhausen. Hier sind acht konkrete Stärken, die in den AHA-Communitys oft beschrieben werden und bereits in Studien untersucht wurden.

Vielinteresse und Wissbegierde

Das Verhalten von Menschen mit den Neurovarianten AHA ist von Neugier und einem unersättlichen Verlangen nach Wissen und neuen Erfahrungen geprägt. Der unstillbare Wissensdurst befähigt sie dazu, eine sehr breite Palette an Fähigkeiten zu entwickeln. Die Fähigkeit, in kürzester Zeit große Mengen an Informationen aufzunehmen und zu verarbeiten, ermöglicht es, ein erstaunliches Expertenwissen in bevorzugten Bereichen zu entwickeln. Diese Eigenschaft kann zu unkonventionellen und originellen Ideen führen, die herkömmliche Denkmuster herausfordern und neue Perspektiven eröffnen. Wenn eine Leidenschaft für einen bestimmten Bereich geweckt und gefördert wird, trägt das nicht nur zu größerem Selbstwertgefühl bei, sondern kann eine Gemeinschaft bereichern.

Oft empfinden neuronormative Menschen das Vielinteresse als sprunghaft oder seltsam, da sie nicht den Drang verspüren, stets neue Dinge zu recherchieren und zu lernen. Vielinteressierte Menschen sollten sich nicht schämen, dass sie eine große Begeisterungsfähigkeit für neue Erfahrungen haben.

Höchstwahrscheinlich werden nicht alle Menschen in deinem Umfeld dieselbe Begeisterung für deine Themen aufbringen. Suche dir im Internet Gleichgesinnte, mit denen du über deine Interessen philosophieren kannst. Das hilft dir auch, Gefühlen der Isolation entgegenzuwirken.

Jobs für Vielinteressierte: Content Creation auf Social Media – unterhalte Menschen mit deinen unzähligen Interessen oder erschaffe edukative Inhalte zu den Themen, die dich interessieren.

Kreativität

Kreativität wird nicht nur in Selbsthilferatgebern für Hochsensible oft als Stärke genannt. Verschiedene Studien haben gezeigt, dass Menschen mit im Vergleich zu solchen ohne ADHS eine höhere Kreativität aufweisen. Insbesondere in Verhaltensstudien mit Kindern und Erwachsenen wurde festgestellt, dass Individuen mit einem ADHS-Gehirn erfolgreicher dabei sind, unkonventionelle Ideen zu entwickeln. Die Ergebnisse einer Studie legen nahe, dass neurodivergente Menschen mit ADHS eine verbesserte Fähigkeit zur Generierung origineller Konzepte aufweisen. Die Fähigkeit zur Kreativität, trotz ihres enormen Einflusses auf Innovation, Fortschritt und persönliches Wachstum, erfährt oft nicht die ihr gebührende Anerkennung und Wertschätzung. Die Gesellschaft neigt dazu, kreative Leistungen nicht immer angemessen zu würdigen, da der Fokus oft auf quantifizierbaren Ergebnissen und standardisierten Maßstäben liegt. Das kann dazu führen, dass künstlerisch Begabte und Menschen mit innovativem Denkvermögen sich möglicherweise nicht vollständig gesehen oder verstanden fühlen. Die strukturelle Unterbewertung von Kreativität erstreckt sich oft bis ins Bildungssystem und in berufliche Umgebungen, in denen traditionelle Bewertungsmethoden die Vielfalt und den Wert kreativer Ausdrucksformen möglicherweise nicht ausreichend berücksichtigen.

Es ist von entscheidender Bedeutung, die Wichtigkeit der Kreativität zu betonen und anzuerkennen, dass sie eine treibende Kraft für Veränderungen, Entdeckungen und menschlichen Fortschritt ist. Eine verstärkte Wertschätzung für kreative Fähigkeiten könnte dazu beitragen, eine Umgebung zu schaffen, in der innovative Denkweisen gefördert und unterstützt werden. So können kreative Menschen die Anerkennung erhalten, die ihrer einzigartigen Begabung angemessen ist. Für manche ist ihr kreativer Ausdruck ein starkes Bedürfnis, dem sie unbedingt nachgehen sollten. Der Austausch mit Geistesverwandten kann auch in diesem Feld den Gefühlen von Andersartigkeit und Isolation entgegenwirken.

Jobs für Kreative: Grafikdesign, Werbetexte, Produktdesign, Musik, Filmproduktion, Eventplanung, Kunst, Mode-/Innendesign, Fotografie, Spieleentwicklung, Forschungs- und Entwicklungsarbeit, UX/UI-Design, Content Creation, Innovationsmanagement, Produktdesign – finde den Bereich, in dem du deiner Kreativität freien Lauf lassen kannst.

Autodidaktik

Autodidaktik ist die Fähigkeit, sich selbstständig Wissen und Fähigkeiten anzueignen. Sie kann als eine bedeutende Stärke betrachtet werden. Bestimmte Themen, die einen Menschen mit ADHS-Gehirn nicht sofort begeistern oder anderweitig intrinsisch motivieren, können nur mit großem Aufwand verfolgt werden. Im Gegensatz dazu werden andere Informationen nahezu ohne weiteres Zutun oder Anstrengung aufgenommen. Deshalb kann die Fähigkeit der Autodidaktik als kraftvolle Ressource gesehen werden, wenn eine Person sich selbst sehr gut kennt und weiß, was ihr leichtfällt und wobei sie mehr mentale Ressourcen benötigt. Wenn man lernt, die autodidaktischen Fähigkeiten gezielt zu nutzen, gewinnt man nicht nur eine bemerkenswerte Selbstwirksamkeit, sondern kann auch erhebliche Erfolge in persönlichen und beruflichen Bereichen verbuchen. Es lohnt sich, Dinge auszuprobieren, die fernab von schulischen oder akademischen Tätigkeiten liegen. Indem autodidaktische Fähigkeiten unterstützt und gefördert werden, können neurodivergente Menschen ihre Potenziale entfalten und in einer Vielzahl von Bereichen bedeutende Beiträge leisten.

Jobs für autodidaktisch Begabte: alles, was man in freiberuflicher, selbstständiger oder unternehmerischer Tätigkeit tun kann. Finde deine persönlichen Interessen und positioniere dich mit deiner Expertise.

Stärke der Musterwahrnehmung und -erkennung

Die Fähigkeit zur Musterwahrnehmung und -erkennung ist eine besondere und oft übersehene Stärke bei ADHS und Autismus. Sie ist eine bemerkenswerte Ressource, die das individuelle Denken und die Lösung komplexer Probleme auf einzigartige Weise beeinflusst. Menschen mit diesen Neurodivergenzen zeigen oft eine ausgeprägte Fähigkeit zur Identifizierung und Analyse von Mustern in verschiedenen Kontexten. Diese Fähigkeit erstreckt sich über kognitive, emotionale und soziale Bereiche, wodurch komplexe Informationen schnell erfasst und Zusammenhänge erkannt werden können. Die hervorragenden Mustererkennungsfähigkeiten finden oft beim Maskieren neurodivergenter Verhaltensweisen Anwendung. Das ist auch ein Grund, warum viele Menschen bis ins Erwachsenenalter unerkannt bleiben. Sie lernen schnell, sozial unerwünschtes Verhalten anzupassen und Herausforderungen zu kompensieren. Durch die gezielte Nutzung und Förderung dieser Fähigkeit kann die Mustererkennung zu einem entscheidenden Element für persönlichen und beruflichen Erfolg werden – nicht nur, um sich den neuronormativen Erwartungen anzupassen. Da Informationen schnell und präzise verarbeitet werden können, steht diese Stärke in engem Zusammenhang mit Autodidaktik und Kreativität. Die Fähigkeit, Zusammenhänge zwischen scheinbar disparaten Informationen zu sehen, ermöglicht es, außergewöhnliche Ideen zu generieren. In beruflichen Umgebungen kann die Fähigkeit zur Mustererkennung zu einem klaren Wettbewerbsvorteil werden. Diese Fähigkeiten können beispielsweise in der Wissenschaft von Vorteil sein. Durch diese Stärke können Forschungsgebiete schneller erschlossen und wissenschaftliche Erkenntnisse gewonnen werden.

Jobs für Menschen mit ausgeprägten Mustererkennungsfähigkeiten: Datenanalyse in der Forschung, Forensik, Finanzberatung, Qualitätsmanagement, Versicherungsanalyse, Unternehmensberatung, IT-Sicherheit, Marktforschung, Kriminalanalyse, Verhaltensökonomie.

Empathie

Menschen mit einer ausgeprägten Empathie können in Verbindung mit den Mustererkennungsfähigkeiten feine emotionale Signale in ihrer Umgebung wahrnehmen. Eine erhöhte Empathie lässt sich besonders bei hochsensiblen Menschen beobachten. Durch ihr »anders verkabeltes« Gehirn können sie sich besonders gut in die Emotionen anderer einfühlen. Die erhöhte Sensibilität gegenüber den Bedürfnissen und Gefühlen ihrer Mitmenschen ermöglicht es ihnen, subtile Nuancen in Mimik, Körpersprache und Tonfall zu erkennen. Auch wenn es für Betroffene oft herausfordernd ist, die Emotionen anderer so intensiv zu verarbeiten, kann diese Fähigkeit zu einer wertvollen Stärke werden. Sie hilft, zwischenmenschliche Beziehungen zu vertiefen, und kann in Kombination mit guten kommunikativen Fähigkeiten Verständnis innerhalb einer Gruppe fördern. Da der Ausdruck von Emotionen so intensiv verarbeitet wird, müssen Menschen mit dieser Fähigkeit besonders gut auf sich achten, da sie große Energieressourcen aufbrauchen kann. Dabei helfen das Setzen von Grenzen, Zeit für sich allein zu haben, sowie das Abgrenzen der eigenen Person von anderen. In einer Welt, die immer mehr von Technologie beeinflusst wird, wird die Fähigkeit, sich in andere hineinzuversetzen, immer wichtiger. Dieses Talent stellt nicht nur für einzelne Menschen einen bedeutenden Wettbewerbsvorteil dar, sondern auch für Firmen, die neurodivergente Menschen einstellen. Die menschliche Fähigkeit, sich in die Emotionen, Perspektiven und Bedürfnisse anderer einzufühlen, ist ein einzigartiges Merkmal, das einen unersetzlichen Wert darstellt, der nicht durch künstliche Intelligenz ersetzt werden kann. Im Bereich des Managements wird Empathie zu einer entscheidenden Führungseigenschaft, die es ermöglicht, diverse Teams zu verstehen und zu motivieren. Auch im Kundenservice wird Empathie zu einem Differenzierungsfaktor. Firmen, die die Vorteile dieser Fähigkeit erkennen, können sich mit hochsensiblen und empathischen Mitarbeitenden einen Wettbewerbsvorteil verschaffen.

Jobs für sehr empathische Menschen: psychologische Beratung, systemisches oder Familien-Coaching, Heilpraktik, Feel-Good-Management, Sozialarbeit, Trauerbegleitung, Personalentwicklung, Mediation, Seelsorge, Therapie mit Tieren, Tiertraining.

Leistungsfähigkeit in Krisen

Menschen mit ADHS-Gehirn besitzen eine außergewöhnliche Stärke, die sich besonders in Notsituationen zeigt. Krisensituationen, die für die meisten Menschen enormen Stress bedeuten, lassen viele ADHS-Neurodivergente paradoxerweise ruhig und konzentriert werden. Diese Stärke ermöglicht es ihnen, sich intensiv auf bestimmte Aufgaben zu fokussieren, die schnelle Entscheidungen erfordern. In Krisen können Menschen mit ADHS eine bemerkenswerte Fähigkeit zur schnellen Informationsverarbeitung und zur raschen Anpassung an sich verändernde Umstände zeigen. Die oft kritisierte und als Schwäche deklarierte Impulsivität kann sich positiv auswirken, indem sie zu schnellen und entschlossenen Handlungen führt. In Notlagen ermöglicht diese Eigenschaft oft schnelle Reaktionszeiten und die Bereitschaft, auf unmittelbar drängende Anforderungen zu reagieren. In Verbindung mit dem typischen »Out-of-the-box-Denken« finden ADHS-Gehirne unkonventionelle Lösungen für komplexe Probleme. In solchen Situationen zeigt sich eine bemerkenswerte Multitasking-Fähigkeit, da Betroffene in diesen Momenten sehr gut zwischen verschiedenen Aufgaben hin und her wechseln können. Diese einzigartige Stärke kann in Notlagen einen bedeutenden Beitrag leisten. Menschen mit dieser Fähigkeit sind besonders für Berufe prädestiniert, in denen unter chaotischen Zuständen gearbeitet werden muss.

Jobs für Menschen mit hoher Leistungsfähigkeit in Krisen: Krisenmanagement, Feuerwehr, Notfallmedizin, Polizei, PR-Krisenkommunikation, Unternehmensberatung, Versicherungsschadensregulierung, psychologische Kriseninterventionsberatung.

Ideenreichtum und Lösungsfindungskompetenz

Das »Out-of-the-box-Denken« zeigt sich auch in der Verbindung von Vielinteresse, Kreativität, ausgeprägten Musterwahrnehmungs- und -erkennungsfähigkeiten sowie der Empathiefähigkeit. Innerhalb kürzester Zeit werden verschiedene Lösungswege ermittelt, evaluiert und mit vorliegenden Informationen oder Bedürfnissen abgeglichen. Das führt dazu, dass Analysen von hoher Qualität sind und originelle Lösungen gefunden werden.

Jobs für Menschen mit hohem Ideenreichtum und Lösungsfindungskompetenz: Innovationsmanagement, Forschung und Entwicklung, Unternehmensberatung, Gamedesign, Wissenschaftsjournalismus, Marktforschung.

Strategisches Denkvermögen

Es wurde bereits in mehreren Studien belegt, dass Menschen mit ADHS und Autismus ein höheres Maß an divergentem Denken aufweisen. Dieses besondere Potenzial zeigt sich unter anderem in einem ausgeprägten strategischen Denkvermögen. In der Kombination von Vielinteresse, Wissbegierde, Kreativität, Autodidaktik, starken Musterwahrnehmungs- und -erkennungsfähigkeiten sowie Ideenreichtum und Lösungsfindungskompetenz entfaltet sich eine kraftvolle Synergie, die sich in herausragendem strategischem Denken manifestiert. Das ermöglicht es, Ressourcen effektiv einzusetzen und kreative Ideen in handlungsfähige Lösungen zu verwandeln. Zusammengefasst eröffnet die Verknüpfung dieser Stärken eine effektive und innovative Herangehensweise an komplexe Aufgabenstellungen.

Jobs für Menschen mit starkem strategischem Denkvermögen: strategisch beratende Jobs in diversen Branchen wie Unternehmensstrategie, Projektmanagement, Risikomanagement, Logistikmanagement, strategisches Marketingmanagement, strategisches Personalmanagement, Technologie-Strategie.

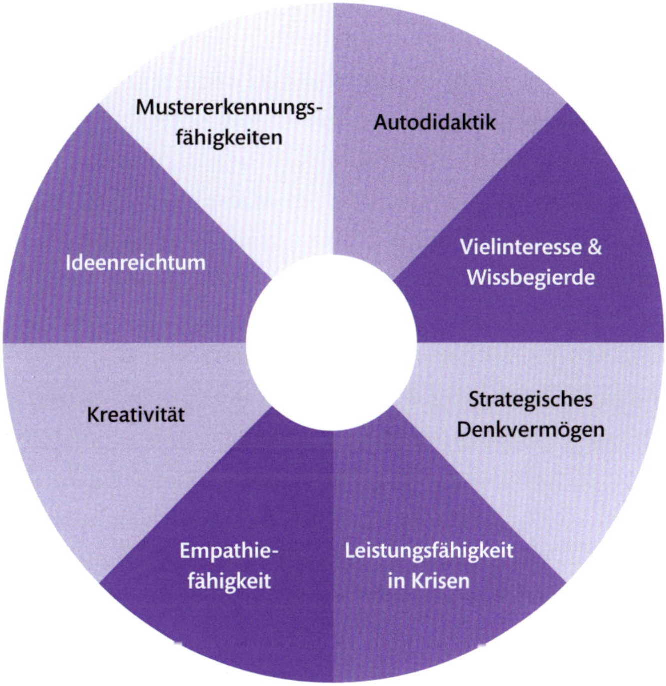

Anleitung zur Stärkenreflexion

Nimm dir die Lebensbereiche aus dem Kapitel »Inventur, Stress und Emotionen« zur Hand und beginne, einen Bereich nach dem anderen bezüglich deiner Stärken zu reflektieren. Stelle dir W-Fragen zur Reflexion, zum Beispiel:

- Wer hat dich zuletzt für eine der aufgezählten Fähigkeiten gelobt?
- Wie zeigen sich deine Stärken in den jeweiligen Bereichen?
- Wie und wo zeigen sich deine Stärken im Alltag?
- Was war das beste Kompliment, das du je für deine Fähigkeiten bekommen hast?
- In welchen Situationen konntest du bereits deine Stärken zeigen?
- Wo kannst du deine Stärken einsetzen?

Überlege außerdem, mit welchem Stärken-Mix du in der Vergangenheit positive Erfahrungen gemacht hast. Du kannst auch eine Tabelle anlegen und dir eine eigene Stärken-Matrix erstellen.
Im Internet lassen sich sehr gute Stärkentests finden. Ein empfehlenswertes Beispiel hierfür ist der »Clifton Strengths Finder«, mit dem du deine Talente und Stärken identifizieren kannst. Du erkennst daran auch, was deine »Nicht-Stärken« sind. Das hilft dir zu verstehen, welche Aufgabengebiete oder Tätigkeiten dir schwerfallen. Talente sind die Fähigkeiten, die für dich den geringsten Kraftaufwand bedeuten. Wenn du dich auf sie konzentrierst und Lösungen für deine »Nicht-Stärken« findest, kannst du in deinem privaten und beruflichen Leben noch erfolgreicher sein und beugst psychischen Erkrankungen wie Depression vor.

Stärke/Lebensbereich	Körper	Psyche	Lieblingsmensch	Freundeskreis	Familie	Netzwerk	Job	Entwicklung
Wissbegierde								
Kreativität								
Autodidaktik								
Mustererkennung								
Empathie								
Leistungsfähigkeit in Krisen								
Ideenreichtum								
Strategisches Denkvermögen								

Mut-Metaphern

Analogien und Metaphern helfen nicht nur dabei, komplexe Zusammenhänge darzustellen, sondern das Gehirn lernt durch sie auch besser. Wenn wir unsere Art zu denken ändern, dann ändern wir die Welt um uns herum. Die folgenden Metaphern sollen dir als mentale Anker dienen, wenn du dich mal wieder defizitär, nicht gut genug oder einfach nur von anderen (neuronormativen) Menschen entfremdet fühlst. Sie sind dafür da, das Denken von einer defizitären und pathologischen Sichtweise schrittweise hin zu einer stärkenden Perspektive zu lenken. Sie sollen dich unterstützen, wenn du mal wieder Erfahrungen mit der Ablehnungs- und Kritikdysphorie machst oder negative Gedanken hast, dass du weniger wert bist als die Menschen um dich herum. Das bist du nämlich nicht. Du bist anders, aber du bist nicht krank.

Löwen-Geparden-Metapher für hyperaktive Gehirne

Die Löwen-Geparden-Metapher visualisiert die hyperaktive Ausprägung von ADHS im Vergleich zu anderen Menschen in unserer neuronormativen Gesellschaft. Die hyperaktive Form von ADHS ist eine von vielen verschiedenen Neurovarianten. Neurovarianten sind wie die Spezies verschiedener Tierarten.

Stell dir vor, die Welt wäre von Löwen für Löwen gemacht. Löwen definieren Standards und das, was als »normal« gesehen wird. In der »Löwenwelt« gibt es auch eine kleinere Anzahl an Geparden. Beide Arten haben Gemeinsamkeiten, aber es gibt auch Unterschiede. Beide sind Raubtiere und beide gehören zur Familie der Katzen. Löwen jagen im Rudel, Geparde jagen allein. Löwen erreichen 60 km/h, Geparde 120 km/h. Geparde sind somit anders, aber nicht grundsätzlich krank. Dass es Löwen und Geparde gibt, ist ein ganz natürlicher Verlauf der Evolution. Stell dir vor, Geparde verhalten sich ganz natürlich und rennen viel schneller als Löwen. Das könnten Löwen als krankhaft ansehen. Mit den Geparden muss irgendetwas nicht stimmen, immerhin ist es normal, dass jeder nur maximal 60 km/h rennen kann. So kommt es, dass die Geparde, obwohl mit ihnen alles in Ordnung ist, als krank und gestört abgestempelt werden.

In diesem Beispiel sind Löwen neuronormative Menschen und Geparde sind Menschen mit hyperaktivem ADHS-Gehirn. Da unsere Gesellschaft auf neuronormative Menschen ausgelegt ist und neuronormatives Verhalten bevorzugt wird, ist es für ADHS-neurodivergente Menschen schwieriger, sich anzupassen. Rasante Gedankengänge, Sprunghaftigkeit, aber auch ein sehr schneller Sprechstil sind für viele neuronormative Menschen befremdlich und nicht nachvollziehbar. Wenn du das nächste Mal von den »Löwen« kritisiert wirst, dann denke daran: Du bist ein Gepard in einer Löwenwelt und es gibt noch unzählige andere Geparde wie dich.

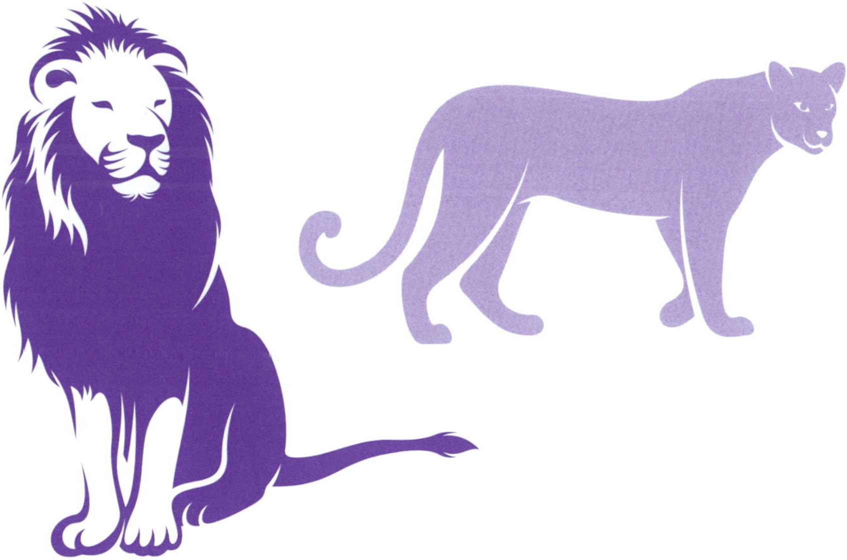

Betriebssystem-Metapher

Die Betriebssystem-Metapher veranschaulicht die Unterschiede zwischen Neuronorm und Neurodivergenz, indem sie sie wie zwei verschiedene Betriebssysteme für Smartphones vergleicht. Neuronorm und Neurodivergenz können mit den Betriebssystemen Android und iOS verglichen werden. Der Großteil der Weltbevölkerung nutzt Android-Systeme. Sie stehen für neuronormative Menschen. Ein kleinerer Teil der Bevölkerung nutzt iOS, was für die Neurovarianten ADHS, Hochsensibilität und Autismus steht. Jedes der Betriebssysteme hat Vor- und Nachteile, Stärken und Schwächen. Je nach Betriebssystem werden andere Apps benötigt. Genauso verhält es sich mit neuronormativen und neurodivergenten Menschen: Jede Neurovarianz hat spezielle Bedürfnisse und Ansprüche, um funktionieren zu können. Außerdem haben beide Funktionssysteme ihre eigenen Stärken und Schwächen. Es kommt nur auf den Umgang damit an.

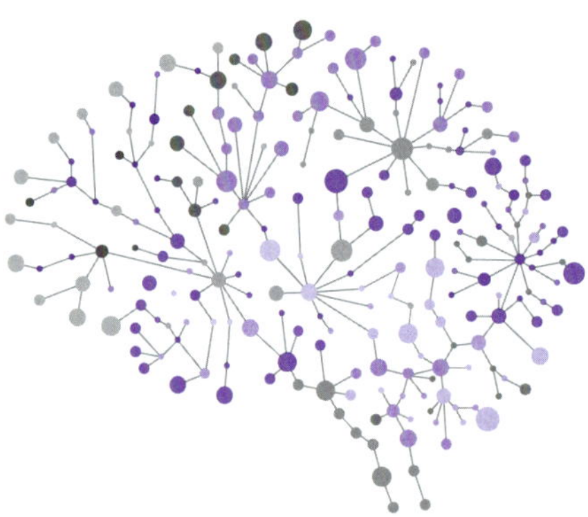

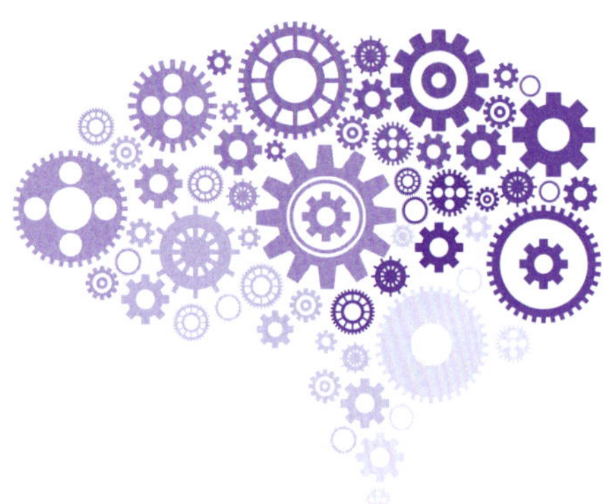

Kanarienvogel im Bergwerk

Die »Kanarienvogel im Bergwerk«-Metapher kommt ursprünglich aus der autistischen Community und zeigt auf, dass besonders sensible Menschen ein Frühwarnsystem für unsere Gesellschaft sein können. Im 19. und frühen 20. Jahrhundert wurden Kanarienvögel in Bergwerken als lebende Frühwarnsysteme eingesetzt. Die kleinen gelben Federtiere reagieren empfindlich auf eine hohe Konzentration von Kohlenmonoxid in der Luft. Die Bergleute nahmen sie in speziellen Käfigen mit in die Tiefe der Kohlemine. Wenn die Vögel anfingen, sich unwohl zu fühlen oder sogar zu sterben, war das ein alarmierendes Zeichen für die Bergleute. Die Anwesenheit gefährlicher Gase wurde daran frühzeitig erkannt, und die Arbeiter konnten rechtzeitig Schutzmaßnahmen ergreifen oder das Bergwerk verlassen. So wie diese gefiederten Warnsysteme in der Tiefe der Erde auf Gefahren reagierten, so können hochsensible Menschen dazu beitragen, subtile, aber bedeutungsvolle Nuancen und Gefahren in unserer sozialen Umgebung wahrzunehmen.

Ähnlich wie Kanarienvögel auf unsichtbare Gase reagieren, nehmen hochsensible Menschen Feinheiten und subtile Veränderungen in ihrer Umgebung wahr, die anderen eher entgehen. Ihre emotionale Sensibilität ermöglicht es ihnen, auf Stimmungen und unausgesprochene Bedürfnisse zu reagieren, lange bevor sie manifest werden. Diese Fähigkeit ist nicht nur für soziale Gruppen von großer Bedeutung. Hochsensible Menschen können auch am Arbeitsplatz dafür prädestiniert sein, subtile Spannungen im Team rechtzeitig zu erkennen. Nicht zuletzt sind sie auch für unsere gesamte Gesellschaft ein Frühwarnsystem: Aufgrund ihrer Neigung, anfälliger für Depressionen und Angststörungen zu sein, fungieren sie als Indikatoren für Unregelmäßigkeiten in sozialen Strukturen. Auch die verstärkte sensorische Sensibilität auf Reize wie Licht und Lärm kann Menschen dazu inspirieren, Lösungen für menschengemachte Probleme zu entwickeln. Beispielsweise werden geräuschunterdrückende Kopfhörer nicht nur von autistischen und ADHS-neurodivergenten Menschen genutzt und es gibt immer mehr Supermärkte, die die »Stille Stunde« einführen. Dabei werden Reize, wie grelle Lichtquellen oder das Piepsen an den Kassen, für einen bestimmten Zeitraum minimiert, um (nicht nur) autistischen Menschen ein entspannteres Einkaufen zu ermöglichen. Deine sensorische, aber auch zwischenmenschliche Sensibilität kann eine Stärke sein, wenn du weißt, wie du sie richtig einsetzt und die richtige Umgebung findest. Möglicherweise kannst du andere damit zu den verschiedensten Innovationen inspirieren. Wenn du weißt, dass du ein »Kanarienvogel« bist, kannst du aufgrund deiner Sensibilität nicht nur besser auf Bedürfnisse achten, sondern kannst deine hochsensible Veranlagung im Umgang mit anderen Menschen auch als Stärke kommunizieren.

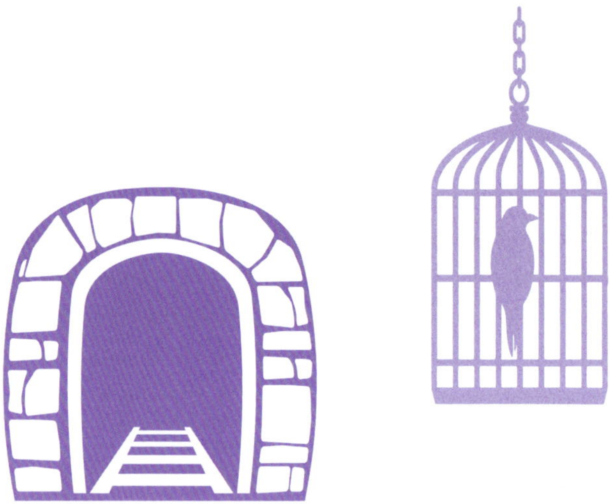

Die Schnapsglas-Bierkrug-Metapher

Die Schnapsglas-Bierkrug-Metapher bietet eine anschauliche Darstellung der Unterschiede zwischen den Emotionszentren neuronormativer und ADHS-neurodivergenter Menschen. Neuronormative Menschen haben in diesem Vergleich einen Bierkrug, Menschen mit ADHS ein Schnapsglas als Amygdala, also als Emotionszentrum. Bei ADHS-Betroffenen ist sie kleiner und hat ein begrenzteres Fassungsvermögen im Vergleich zu einem neuronormativen Gehirn. Das hat Auswirkungen auf die Verarbeitung von Stress, der sich bei Menschen mit ADHS oft als verstärkte Angst oder Wut manifestiert. Wenn wir uns vorstellen, dass diese Behältnisse gefüllt werden, ist es offensichtlich, dass das ADHS-Schnapsglas viel schneller überläuft als der neuronormative Bierkrug. Auch hochsensible und autistische Menschen kennen dieses Gefühl und beschreiben es oft, als würden ihre Emotionen überlaufen. Um mit diesem Wissen zu arbeiten, sind ein verändertes Mindset und Training entscheidend.

Es ist heilsam, wenn man weiß, dass man ein kleineres Gefäß für Gefühle hat, das sich eben schneller füllt als das der meisten anderen Menschen. So kann man im Alltag auch achtsamer mit sich und seinen Gefühlen umgehen. Auch für hochsensible Menschen eignet sich diese Metapher gut. In Selbsthilferatgebern wird oft beschrieben, dass hochsensible Menschen von ihren Gefühlen, aber auch von den Gefühlen anderer vereinnahmt werden. Wenn

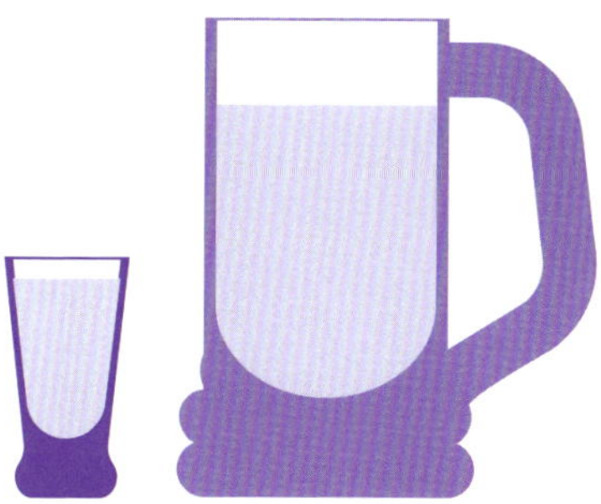

du visualisierst, wie schnell sich dein Emotions-Schnapsglas füllt, kannst du rechtzeitig Selbstfürsorge betreiben.

Das Schnapsglas muss nicht so bleiben, sondern kann mit gezieltem Training vergrößert werden. Dabei hilft regelmäßige Meditation. Auch Stimming kann unterstützend eingesetzt werden, um Emotionen zu verarbeiten. Ein weiterer Ansatz besteht darin, sich seiner eigenen Werte bewusst zu werden. Je klarer das Bewusstsein für persönliche Werte ist, desto entspannter können Menschen mit dem kleinen Emotions-Schnapsglas umgehen. Wenn man weiß, welche Werte hinter welcher Emotion stehen, kann man adäquater auf Verletzungen oder Trigger reagieren. Eine bewusste Wertereflexion ermöglicht es, konstruktiver mit stressigen Situationen umzugehen und eine ausgeglichenere emotionale Reaktion zu fördern. Sieh dir dazu die Werteliste im Kapitel »Inventur, Stress und Emotionen« an.

Mismatch Theory – Diskrepanz zwischen der evolutionären Entwicklung des Gehirns und den Herausforderungen der modernen Welt

Laut Mismatch Theory stehen unsere modernen Lebensumstände im Widerspruch zur evolutionsbiologischen Anlage unseres Organismus. Außerdem beschreibt die Theorie, dass ein Merkmal, das vor Urzeiten einen Vorteil darstellte, in der heutigen Zeit eher ein Nachteil sein kann. Die Jäger-Bauer-Hypothese ist ein anschauliches Beispiel der Mismatch Theory. Sie besagt, dass Menschen mit ADHS die Nachfahren prähistorischer Jäger sind. Die erfolgreichsten Jäger waren diejenigen, die

- schnell auf neue Reize reagierten (Ablenkbarkeit),
- sehr viel Energie hatten, um ein schnelleres Beutetier zu jagen (Hyperaktivität), und
- schnelle Entscheidungen treffen konnten (Impulsivität).

Auch andere ADHS-Merkmale können von Vorteil gewesen sein. Studien zufolge haben ADHS-neurodivergente Menschen oft Ein- und Durchschlafprobleme aufgrund ihres zirkadianen Rhythmus. Viele ADHS-neurodivergente Menschen sind also »Nachtmenschen«. Vor Urzeiten hatte dieses Merkmal den Vorteil, dass ein Teil der Gruppe in der Nacht schlafen konnte und diejenigen mit der ADHS-Neurodivergenz Wache hielten. Ihre Reizoffenheit und natürliche Leistungsfähigkeit zu dieser Tageszeit komplementierten die Fähigkeiten der anderen Gruppenmitglieder. Darüber hinaus diente die Reizoffenheit nicht nur dem Schutz, sondern wurde auch als Stärke bei der Nahrungssuche eingesetzt. Durch unsere Umwelt, die immer lauter, schneller und reizüberfluteter wird, wird dieser evolutionäre Vorteil aber langsam immer mehr zum Nachteil.

Indem du verinnerlichst, dass es nicht dein persönliches Versagen ist, wenn du schnell und oft abgelenkt bist, Schlafprobleme hast oder vom Lärm und den visuellen Eindrücken in der Stadt überflutet wirst, kannst du verständnisvoller mit dir selbst umgehen. Reflektiere, welche prähistorischen Bedürfnisse in dir angelegt sind und wie du dein Leben danach gestalten könntest.

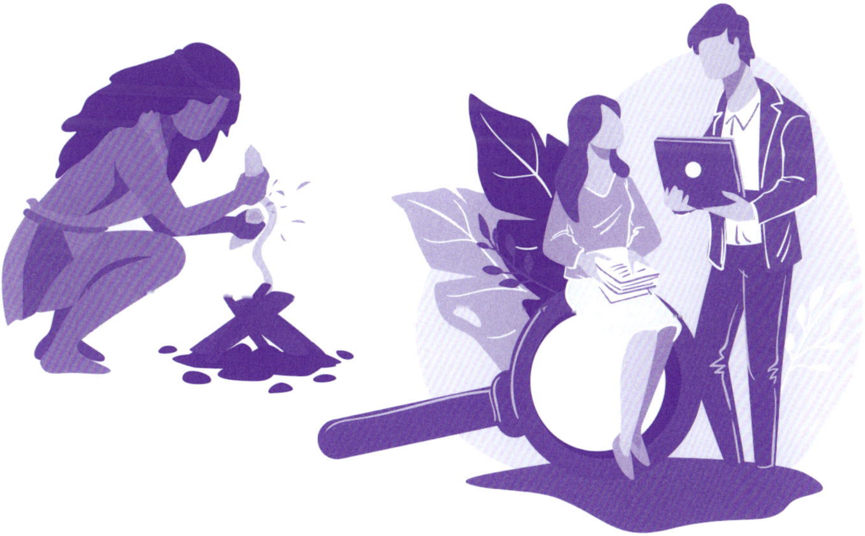

Weitere psychologische Tools

Mit den folgenden psychologischen Werkzeugen und Tipps für den Alltag kannst du trainieren, ein bedürfnisgerechteres und entspannteres Leben mit deiner Neurodivergenz zu führen. Nutze sie in Verbindung mit den bereits vorgestellten Hilfestellungen. Beachte, dass es einiges an Training und Zeit kostet, bis du die Strategien auswendig kannst und sie intuitiv im Alltag anwendest. Aber Übung macht den Meister! Sobald du dein neurodivergentes Spektrum reflektiert hast und dir konkrete Herausforderungen im Detail bewusst werden, kannst du mit dem 8-Schritte-Selbstcoaching einen Plan entwickeln, um besser mit den Widrigkeiten des Lebens umzugehen. Verwende die SMART-Methode zur Zieldefinition. Für einen schnellen Ausweg aus hinderlichen Glaubens- und Denkmustern kannst du dir die Mut-Metapher ins Gedächtnis rufen. Nutze die Oktopus-Methode, um deine Gedanken zu ordnen und Schritte oder positive Gedanken zu visualisieren.

Problemrahmen – Lösungsrahmen

Das Konzept des Problem- und des Lösungsrahmens kommt aus dem neurolinguistischen Programmieren. NLP, so die Abkürzung, enthält eine Sammlung von Techniken und Methoden, die dazu dienen, Verhalten, Denkmuster und Kommunikationsfähigkeiten zu verbessern. Das Verständnis des Problemrahmen-Lösungsrahmen-Konzepts ist entscheidend für die erfolgreiche Veränderung von Verhaltensmustern. Der Problemrahmen beinhaltet eine klare Identifikation und Analyse der Herausforderungen, während der Lösungsrahmen konkrete Ansätze und Strategien zur Überwindung dieser Hindernisse bietet. Durch eine präzise Erfassung beider Rahmen wird eine zielgerichtete und effektive Verhaltensänderung möglich. Dieser Ansatz fördert eine systematische Herangehensweise, um positive Ergebnisse zu erzielen und nachhaltige Veränderungen im Verhalten zu bewirken.

Wenn der Problemrahmen das Denken dominiert, kann es passieren, dass man sich über Dinge aufregt oder unter ihnen leidet, ohne eine Lösung zu entwickeln. Viele Menschen leben ihr Leben im Problemrahmen und sehen stets das Negative an einer Sache. Der gedankliche Wechsel vom Problemrahmen zum Lösungsrahmen ermöglicht nicht nur selbstwirksames Handeln, sondern kann auch negativen Gedankenspiralen und Overthinking entgegenwirken.

Wenn du nun zukünftig vor einem Problem stehst, dann versuche, sofort drei Lösungen zu entwickeln. Das lenkt dich davon ab, in hinderlichen Emotionen wie Angst, Wut oder Scham steckenzubleiben. Setz deine neurodivergente Stärke ein, zum Beispiel den Ideenreichtum. Diese Ressource kannst du nutzen, um Lösungen zu finden. Diese Übung reduziert auf Dauer Ängste und kann Angststörungen und Depression vorbeugen.

Problemrahmen	**Lösungsrahmen**
Problem: Was ist falsch/schlecht? Wo liegt der Fehler oder das Problem?	Lösung/Ziel: Was willst du? Was wünschst du dir? Was wäre positiv für dich?
Anklage: Wer ist schuld?	Lernerfahrung: Was kannst du daraus lernen?
Warum ist das so?	Wie kannst du es in Zukunft (anders) machen?
Problemmuster: Was schränkt dich ein? Was ist nicht möglich?	Möglichkeit: Welche Optionen und Alternativen hast du?

Das 8-Schritte-Selbstcoaching

Das 8-Schritte-Selbstcoaching basiert auf dem ABCDE-Modell von Albert Ellis. Es wird im Bereich der kognitiven Verhaltenstherapie angewendet.

A (Activation) steht für ein aktivierendes Ereignis, B für die Beurteilung auf Basis der eigenen Annahmen (Belief) und C (Consequences) für die Emotionen und das Verhalten, das daraus resultiert. Die Schritte D und E stehen für das Hinterfragen dieser Annahmen (Dispute: Gehirn-Trojaner) und für das Erleben neuer Erfahrungen (Effect).

Die 8-Schritte-Methode geht noch weiter und integriert einen Lösungsrahmen. Du musst ein konkretes Ziel und eine passende Strategie definieren. Als letzten Schritt wählst du ein persönliches »Code-Wort«. Als »Code-Wort« kannst du bestimmte Wörter, aber auch Sätze benutzen, mit denen du eine positive Emotion verknüpfst. Das kann ein Zauberspruch aus deiner Lieblingsserie sein, ein Meme-Spruch oder ein Wort, bei dem du grundsätzlich lachen musst. Wenn du in Alarm-Emotionen wie Traurigkeit, Angst oder Wut steckst, kannst du dir durch dein »Code-Wort« selbst einen kurzen positiven Reiz setzen, um deine negativen Gedanken und die 4F-Reaktion zu unterbrechen. Sage dir das Code-Wort einfach wie ein Mantra in Gedanken oder laut vor.

Beantworte für dein 8-Schritte-Selbstcoaching folgende Fragen schriftlich:

1. **Situation:** Was ist passiert? Welche genauen Worte wurden benutzt?

2. **Gedanken:** Welche Gedanken und vollständigen Sätze tauchen in dir auf? Gibt es einen Gehirn-Trojaner, der regelmäßig in ähnlichen Situationen auftaucht?

3. **Emotion:** Welche Emotion kannst du identifizieren? Nutze die ETWAS-Analyse.

4. **Körperliche Reaktion:** Wie reagiert dein Körper? Wo spürst du eine unangenehme Reaktion?

5. **Bisheriges Verhalten:** Wie hast du in solchen Situationen sonst immer reagiert? Wie hast du dich in der Vergangenheit verhalten?

....

....

....

....

....

6. **Ziel:** Wie möchtest du dich in Zukunft in ähnlichen Situationen fühlen? Wie möchtest du dich in Zukunft verhalten? Wie möchtest du in Zukunft mit einer solchen Situation umgehen?

....

....

....

....

7. **Strategie:** Welche Strategie legst du dir für das nächste Mal mental zurecht? Überlege dir Lösungen.

....

....

....

....

8. **Code-Wort:** Überlege dir ein Code-Wort.

....

....

Das nächste Mal, wenn du eine starke emotionale Reaktion hast, kannst du dir die Schritte aufsagen, um dich schneller aus der emotionalen Alarmsituation zu bringen. Übe die Anwendung des 8-Schritte-Coachings regelmäßig, indem du es in deine Journaling-Routine integrierst. Durch stete Selbstreflexion und das schriftliche Training wirst du langfristig in der Lage sein, mit schwierigen Situationen besser umzugehen.

SCHLUSSWORT

Liebe Leser:innen,

mit einem Gefühl der Dankbarkeit und Verbundenheit schließe ich dieses Workbook gegen Kopfchaos. Es war mir eine Herzensangelegenheit, euch Werkzeuge an die Hand zu geben – nicht nur um den Alltag zu bewältigen, sondern auch um die Schönheit eurer individuellen Neurodivergenz zu erkennen und zu feiern. In der Vielfalt liegt nicht nur die Herausforderung, sondern auch die Stärke.

Eure Reise durch diese Seiten war eine Reise der Entdeckung, der Herausforderung und vor allem der Selbstakzeptanz. Ihr habt Strategien erkundet, um mit den einzigartigen Herausforderungen umzugehen, die ADHS und Hochsensibilität mit sich bringen. Möge dieses Buch nicht nur ein Begleiter auf eurem Weg sein, sondern auch eine Quelle der Inspiration und Ermutigung. Ihr seid nicht allein auf dieser Reise. Eure Geschichten, eure Stärken und eure Gemeinschaft sind ein lebendiger Ausdruck der Vielfalt, die die Welt so besonders macht. Möge dieses Buch euch daran erinnern, dass jede Herausforderung eine Gelegenheit für Wachstum ist. Ihr seid auf einem einzigartigen Weg zu eurem authentischen Selbst, und jeder Schritt zählt.

Mit all meiner Liebe und Unterstützung
Katharina Schön

LITERATURHINWEISE

Kapitel »Neurodivergenz – was ist das?«

Walker, N.: *Neuroqueer Heresies. Notes on the Neurodiversity Paradigm, Autistic Empowerment and Postnormal Possibilities. Autonomous Press*, Fort Worth, Texas 2021

Kapitel »ADHS & Scanner – die NAWI-basierte Neurodivergenz«

Hamm, M./Berger, M.: *ADHS bei Erwachsenen: die Nährstofftherapie*, Hannover 2004

Hinkelmann, R.: *ADHS bei Erwachsenen. Coaching als innovativer Beratungsansatz für Ärzte und Therapeuten*, München 2016

Strauß, M.: Diagnostik und Differentialdiagnostik der adulten ADHS, www.uniklinikum-leipzig.de/einrichtungen/psychiatrie-psychotherapie/Freigegebene%20Dokumente/Diagnostik%20und%20Differentialdiagnostik%20der%20adulten%20ADHS.pdf

Barkley, R.: *Das große Handbuch für Erwachsene mit ADHS*, Bern 2017

ADxS e. V.: Das Projekt ADxS.org, www.adxs.org

Heidler, M.D.: »Aufmerksamkeit und Sprachverarbeitung« in: *Sprache Stimme Gehör*, 32(2) 2008

Bondü, R., & Esser, G.: »Justice and rejection sensitivity in children and adolescents with ADHD symptoms«, in: *European Child & Adolescent Psychiatry*, 24(2) 2014

ADxS e. V.: Aufmerksamkeits- und Konzentrationsprobleme bei ADHS, www.adxs.org/de/page/22/4-aufmerksamkeits-und-konzentrationsprobleme-bei-adhs

Vang, P.: »Barkley: ADHD is Time Blindness«, www.youtube.com/watch?v=fVqFElTrgLw&t=5s

Kapitel »Hochsensibilität – die verarbeitungssensitive Neurodivergenz«

Weavind, S.: »Das Hyperempathie-Syndrom: Mehr als nur Mitgefühl«, https://dieautismustherapeutin.de/blog/hyperempathie-syndrom/

Clobert, N.: »Bin ich hochsensibel?«, www.spektrum.de/news/persoenlichkeit-bin-ich-hochsensibel/2050806

Szabolcs, D./Brown. L.L./Anneriet M./Heemskerk, A.E./Leemans, A./Aron A.: »Sensory processing sensitivity and axonal microarchitecture: Identifying brain structural characteristics for behavior«, www.biorxiv.org/content/10.1101/2021.11.13.468491v1.full

Bondü, R. & Esser, G.: »Justice and rejection sensitivity in children and adolescents with ADHD symptoms«, in: *European Child & Adolescent Psychiatry*, 24(2) 2014

Kapitel »Inventur, Stress und Emotionen«

Wiggenbröker, C.: »Alexithymie – Darum können manche Menschen mit ihren Gefühlen nichts anfangen«, www.quarks.de/gesellschaft/psychologie/alexithymie-darum-koennen-manche-menschen-mit-ihren-gefuehlen-nichts-anfangen/

Cook, R./Brewer, R./Shah, P./Bird, G.: »Alexithymia, Not Autism, Predicts Poor Recognition of Emotional Facial Expressions«, in: *Psychological Science*, 24(5) 2013

Bird, G./Silani, G./Brindley, R./White, S./Frith, U./Singer, T.: »Empathic brain responses in insula are modulated by levels of alexithymia but not autism«, in: *Brain*, 133(5) 2010

Heaton, P./Reichenbacher, L./Sauter, D./Allen, R./Scott, S./Hill, E.: »Measuring the effects of alexithymia on perception of emotional vocalizations in autistic spectrum disorder and typical development«, in: *Psychological Medicine*, 42(11) 2012

London, D.: »What's Not Normal About Male Normative Alexithymia«, https://thepsychologygroup.com/male-normative-alexithymia/

Salminen, J. K./Saarijärvi, S./Äärelä, E./Toikka, T./Kauhanen, J.: »Prevalence of alexithymia and its association with sociodemographic variables in the general population of finland«, in: *Journal of Psychosomatic Research*, 46(1) 1999

St. John, N.: »AFFORMATIONS®: Affirmations For a New Generation«, https://noahstjohn.com/affirmations-and-affornations

Schroer, K.: »Bedürfnispyramide«, www.bwl-lexikon.de/wiki/beduerfnispyramide/

Wirtz, M.A. (Hrsg.): »Emotionstheorien«, https://dorsch.hogrefe.com/stichwort/emotionstheorien

Eismann, G./Lammers, C.-H.: *Therapie-Tools Emotionsregulation,* Weinheim 2017
Smith, M.: »People-pleasers are at a higher risk of burnout, says Harvard-trained psychologist—how to spot the signs«, www.cnbc.com/2023/05/21/harvard-trained-psychologist-people-pleasers-are-at-higher-risk-for-burnout.html
Mai, J.: »Journaling: Diese 5-Minuten-Übung macht sofort glücklicher«, https://karrierebibel.de/journaling/
Martin, S.: »The Need to Please: The Psychology of People-Pleasing«, https://www.livewellwithsharonmartin.com/psychology-of-people-pleasing/
Browne, H.: »How to Stop Being a People Pleaser«, https://www.simplypsychology.org/how-to-stop-being-a-people-pleaser.html#:~:text=Set%20Healthy%20Boundaries,free%20from%20people%2Dpleasing%20tendencies.

Kapitel »Anti-Aufschieben«

Fried, M./Tsitsiashvili, E./Bonneh, Y. S./Sterkin, A./Wygnanski-Jaffe, T./Epstein, T./Polat, U.: »ADHD subjects fail to suppress eye blinks and microsaccades while anticipating visual stimuli but recover with medication«, in: *Vision Research*, 101, 2014
Merzon, L./Pettersson, K./Aronen, E.T. et al.: »Eye movement behavior in a real-world virtual reality task reveals ADHD in children«, in: *Sci Rep* 12, 2022
Siqueiros Sanchez, M./Falck-Ytter, T./Kennedy, D.P./Bölte, S./Lichtenstein, P./D'Onofrio, B.M./Pettersson, E.: »Volitional eye movement control and ADHD traits: a twin study«, in: *J Child Psychol Psychiatry*, Dezember 2020
Morsink, S./Sonuga-Barke, E./Mies, G./Glorie, N./Lemiere, J./Van der Oord, S./Danckaerts, M.: »What motivates individuals with ADHD? A qualitative analysis from the adolescent's point of view«, in: *European Child & Adolescent Psychiatry*, 26(8) 2017
Van Dessel, J. et al.: »The limits of motivational influence in ADHD: no evidence for an altered reaction to negative reinforcement«, in: *Social Cognitive and Affective Neuroscience*, 17(5) 2022
Skalski, S./Pochwatko, G./Balas, R.: »Impact of Motivation on Selected Aspects of Attention in Children with ADHD«, in: *Child Psychiatry Hum Dev.*, August 2021
Kohls, G./Herpertz-Dahlmann, B./Konrad, K.: »Hyperresponsiveness to social rewards in children and adolescents with attention-deficit/hyperactivity disorder (ADHD)«, in: *Behavioral and Brain Functions*, 5(1) 2009
Butzmann, E.: »Objektpermanenz«, www.socialnet.de/lexikon/Objektpermanenz

Kapitel »Stärken bei AHA-Neurodivergenz und Mindset-Tools«

Hartmann, T: *ADHD – A Hunter in a Farmer's World*, Rochester, Vermont 2019

Pennisi, P./Giallongo, L./Milintenda, G./Cannarozzo, M.: »Autism, autistic traits and creativity: a systematic review and meta-analysis«, in: *Cognitive Processing*, 22(1) 2020

Kooij, J. S./Bijlenga, D.: »The circadian rhythm in adult attention-deficit/hyperactivity disorder: current state of affairs«, in: *Expert Review of Neurotherapeutics*, 13(10) 2013

Hartmann, T: *ADHD – A Hunter in a Farmer's World*, Rochester, Vermont 2019

Sedgwick, J. A./Merwood, A./Asherson, P.: »The positive aspects of attention deficit hyperactivity disorder: a qualitative investigation of successful adults with ADHD«, in: *ADHD Attention Deficit and Hyperactivity Disorders*, 2018

ONLINE-ZUSATZMATERIAL: VORLAGEN & ÜBUNGSBLÄTTER

Um dich bei der Reflexionsreise zu deiner Neurodivergenz weiter zu unterstützen, findest du unter dem folgenden Link/QR-Code einige der in diesem Buch vorgestellten Methoden und Übungsblätter als Vorlagen zum Ausdrucken und Ausfüllen: www.koesel.de/schoen_kopfchaos_material

NOTIZEN